訪問看護・介護事業所 必携！

暴力・ハラスメントの予防と対応

スタッフが安心・安全に働くために

監修・著 関西医科大学看護学部 教授　三木 明子

編著 一般社団法人 全国訪問看護事業協会

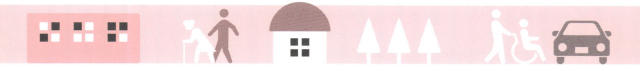

メディカ出版

はじめに

　利用者宅に単独で訪問することの多い訪問看護師は、サービスを提供する環境の密室性などから、利用者・家族から暴力・ハラスメントなどの行為を受けることがあり、時に犯罪的行為にも及ぶ危険性をはらむ場合もあります。全国訪問看護事業協会では、それらの問題に取り組むため、2017年度〜2018年度に「訪問看護師が利用者・家族から受ける暴力に関する調査研究事業」の検討委員会を設置し、実態調査を実施しました。この事業のねらいは、事業所の管理者が自事業所における労働者の安全と健康を確保する意識を高め、訪問看護師が安全に安心して訪問看護活動を行うことができると同時に、利用者・家族も安心して訪問看護サービスを受けることができるようにするためです。訪問看護師が利用者・家族から受ける暴力の実態調査を実施し、方策の検討を行い、検討内容を啓発ポスターや書籍としてまとめ、それらについて周知・普及を図ることを目的としています。

　この研究事業を通して実現したいことは大きく3つです。1つ目は、訪問看護師たちが起こった出来事を暴力と認識し、看護師個人の問題ではなく事業所の問題としてとらえ、事業所のスタッフ同士で共有して対策を考えられる環境をもてることです。2つ目は、事業所の管理者の役割として、利用者・家族を守ることと同じくらいスタッフを守る責任があることに気づき、そのための行動を起こせるようになることです。3つ目は、暴力に対して判断したり対処したりするときの管理者のサポート体制が整うこと、つまり、弁護士やリスクマネジャーなどの専門家の支援を受けられる環境が整うことです。

　訪問看護の現場の暴力が明らかになっていくことで、訪問看護という仕事は怖いものと思われてしまうのではないかという心配の声もあります。でも、実はそうではなく、事実を正確に把握して利用者や家族が暴力に至る経過をしっかりと理解し、予防策も含めた対応をすることで避けられる暴力が

たくさんあるのです。また、事業所が暴力防止・対応体制を整えていれば安心して働くことができます。それが訪問看護師のみならず、利用者も家族も、お互いの信頼関係の中で訪問看護サービスを受けながら、在宅療養を続けられることにつながります。

　2018年2月、全国訪問看護事業協会会員の事業所5,580カ所の管理者と訪問看護師に対して、暴力の実態調査を実施しました。その結果、訪問看護師が利用者・家族から受けた暴力の経験率は、精神的暴力が52.7％、セクハラが48.4％、身体的暴力が45.1％という結果が得られました。また、管理者の97.5％が「利用者・家族による暴力等への対策が必要」と回答している一方、「具体的にどうしたらよいかわからない」と60.4％が回答していました。この結果を踏まえ、事業所の管理者がリスクマネジメントの一環として、事業所のスタッフの安全と健康を確保する意識を高めるとともに、訪問看護師が安全に安心して訪問看護活動を行うことができるための一方策として、本書を作成し、その周知を図る必要があると考えました。

　事業所の方々には、本書を活用して、事業所の勉強会等の学習資料や事業所整備の材料として役立てていただければ幸いです。さらに、訪問介護員やケアマネジャーなどの、訪問系サービス事業所の方々にも活用していただけることを期待しています。

2019年2月
一般社団法人　全国訪問看護事業協会
副会長　上野桂子

Contents

はじめに 3
資料ダウンロード方法 8

第1章 基本方針と考えかた

1. 在宅ケアの現場で知っておいてほしい大切なこと 10

   Column 訪問看護事業所を経営する法人と管理者に期待すること 17

2. 暴力・ハラスメント対策の基本方針 20

3. 本書の特徴・活用方法 23

4. 用語の定義 24

   Column ホームヘルプサービスセンターの管理者としての暴力・ハラスメントへの取り組み 26

第2章 暴力・ハラスメント対策に関する事業所体制の整備

1. 法人・事業者が組織として整備する暴力・ハラスメントの対応体制 28

2. 管理者・スタッフによる暴力・ハラスメントの対応体制 30

3. 記録および情報の管理 42

4. マニュアルのつくりかたと注意事項 44

   Column 日本看護協会が推進するヘルシーワークプレイス 50

   Column 暴力・ハラスメントへの取り組みは、自分と他者を大切にすること 54

第 3 章　暴力・ハラスメントの現場対応のポイント

1. 現場で起こっていること　　　　　　　　　　　　　　　　　　　　　56
2. 諸外国での在宅ケアスタッフを守るための暴力防止対策　　　　　　　60
3. 訪問看護師のための暴力・ハラスメント対応の
　　スキルアップ研修 ― 受講者の評価結果　　　　　　　　　　　　　67

　Column　静岡県看護協会立訪問看護ステーションにおいて
　　　　　暴力・ハラスメント研修を実施して　　　　　　　　　　　　75

4. 暴力・ハラスメント対応研修の進めかた
　　― ダウンロードスライド資料つき　　　　　　　　　　　　　　　76
5. 暴力の危険予知訓練（KYT）　　　　　　　　　　　　　　　　　101

第 4 章　暴力・ハラスメントを防止するための現場の取り組み

各事業所の取り組み

1-1　医療法人財団健和会 訪問看護ステーション　　　　　　　　　　126
1-2　社会福祉法人聖隷福祉事業団 訪問看護ステーション細江　　　　138
1-3　社会福祉法人西宮市社会福祉事業団　　　　　　　　　　　　　149
1-4　多摩在宅支援センター円 訪問看護ステーション元　　　　　　　157
1-5　公益社団法人中央区医師会 訪問看護ステーションあかし　　　　166
1-6　訪問看護ステーションけせら　　　　　　　　　　　　　　　　172

2　暴力・ハラスメントに関するチェックリストと対応フロー　　　　　178

　Column　介護サービスの質を下げないために管理者ができる
　　　　　最低限のこと　　　　　　　　　　　　　　　　　　　　　185

3	「暴力」または「ハラスメント」に係る法的根拠	186
Column	在宅医療における暴力・ハラスメントへの医師としての関わり	191

第5章　利用可能な資源の紹介

1	連携が必要な機関と相談窓口	194
2	研修会や地域の取り組み	196

第6章　一般社団法人 全国訪問看護事業協会
訪問看護師が利用者・家族から受ける暴力に関する調査研究事業

1	訪問看護師が利用者・家族から受ける暴力の実態調査の結果の概要	200
2	訪問看護師が利用者・家族から受ける暴力の実態調査の結果の概要 ― 自由記述の分析	204
Column	虐待を受ける子どもの暴力・ハラスメントの問題について考える	208

監修・編集・著者一覧　　209

資料ダウンロード方法

本書の⬇資料は、WEBページからダウンロードすることができます。以下の手順でアクセスしてください。

■ メディカID（旧メディカパスポート）未登録の場合

メディカ出版コンテンツサービスサイト「ログイン」ページにアクセスし、「初めての方」から会員登録（無料）を行った後、下記の手順にお進みください。

https://database.medica.co.jp/login/

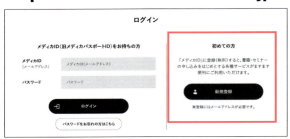

■ メディカID（旧メディカパスポート）ご登録済の場合

①メディカ出版コンテンツサービスサイト「マイページ」にアクセスし、メディカIDでログイン後、下記のロック解除キーを入力し「送信」ボタンを押してください。

https://database.medica.co.jp/mypage/

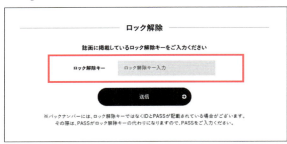

②送信すると、「ロックが解除されました」と表示が出ます。「ファイル」ボタンを押して、一覧表示へ移動してください。

③ダウンロードしたい資料のサムネイルを押すと「ダウンロード」ボタンが表示され、資料のダウンロードが可能になります。

ロック解除キー　bouhara2019

＊WEBページのロック解除キーは本書発行日（最新のもの）より3年間有効です。有効期間終了後、本サービスは読者に通知なく休止もしくは終了する場合があります。
＊メディカID・パスワードの、第三者への譲渡、売買、承継、貸与、開示、漏洩にはご注意ください。
＊ロック解除キーの第三者への再配布、商用利用はできません。データは研修ツール（講義資料・配布資料など）としてご利用いただけます。ダウンロードしたデータをもとに制作される場合は、必ず出典を明記してください。
＊図書館での貸し出しの場合、閲覧に要するメディカID登録は、利用者個人が行ってください（貸し出し者による取得・配布は不可）。
＊雑誌や書籍、その他の媒体および学術論文に転載をご希望の場合は、当社まで別途お問い合わせください。
＊データの一部またはすべてのWebサイトへの掲載を禁止します。
＊ダウンロードした資料をもとに作成・アレンジされた個々の制作物の正確性・内容につきましては、当社は一切責任を負いません。

第 1 章

基本方針と考えかた

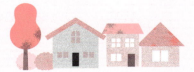

1 在宅ケアの現場で知っておいてほしい大切なこと

1 在宅ケアの現場における暴力・ハラスメント被害の危険性

　昨今、訪問看護師や訪問介護員が利用者・家族から受ける暴力・ハラスメントの被害が報告されるようになってきました。この暴力・ハラスメントの問題は、訪問看護師や訪問介護員の心理的な安全を脅かし、メンタルヘルスの不調や休職、離職の誘因となっています。

　なぜ、在宅ケアの現場では暴力・ハラスメント被害の危険性が高いのでしょうか。その理由にはいくつかあげられます。

　まず、利用者宅に単独で訪問し業務にあたることです（**表1**）。利用者が家族と生活している場合、スタッフが1人であるのに対し、利用者と家族は複数人という数の違いが、力の差になりやすい環境です。また、利用者が独居の場合でも、利用者との体格差や腕力の差が大きい場合があります。

表1　在宅ケアの現場における暴力・ハラスメント被害の危険性

- 利用者宅に原則1人で訪問し業務にあたる
- 女性スタッフが9割以上と性別に偏りがある
- サービスを提供する職場環境の密室性がある
- 事業所と利用者宅までの物理的距離がある
- 24時間訪問巡回サービスを展開している事業所が多い
- 利用者宅で緊急通報することは困難である
- 利用者宅に人を攻撃するためのあらゆる道具が豊富に存在する
- 利用者や家族からの暴力・ハラスメント被害の履歴やリスクに関する情報が少ない
- 小規模事業所が多く、十分な安全対策を講じることが難しい

次に、訪問看護師は女性スタッフが9割以上であり、性別に偏りがある職業集団です。一般的に女性は、暴力・ハラスメントの攻撃対象になりやすいといわれています。そして、サービスを提供する職場環境の密室性が高く、発生したとしてもその事実を証明することが難しい状況があります。そのため、利用者や家族の抑止力がきかない状況が起きやすくなります。特に、暴力・ハラスメントが発生する危険性が高い場所は、浴室、台所、寝室です（諸外国の場合は、地下室という報告もあります）。

　また、事業所と利用者宅までの物理的距離があるため、すぐに救援に向かえないこともあります。さらに、事業所から利用者宅までの移動時に、利用者や家族以外からの攻撃やトラブルに巻き込まれるリスクがあります。特に、24時間訪問巡回サービスを展開している事業所も多く、夜間の移動、夜間の利用者宅の訪問は暴力・ハラスメント被害の危険性を高めることにつながります。

　いざというときのために携帯電話を所持しても、暴力・ハラスメント被害が発生した利用者宅で緊急通報することは困難です。そして、利用者宅には人を攻撃するためのあらゆる道具が豊富に存在します。医療機関に危険物を持ち込み、使用することはできませんが、生活の場である利用者宅には、刃物類、ガラス・陶器類、ストーブ、ペット、薬（危険ドラッグや違法薬物を含む）などが存在し、身近な物が攻撃の道具として使用される場合があります。

　訪問看護のための利用者に関する情報提供や申し送りはあっても、利用者・家族から受けた暴力・ハラスメントの被害や危険性に関する情報が少なく（あるいはまったく情報がない）、あらかじめ予測して対応することができません。加えて、小規模事業所が多く、1事業所において十分な安全対策を講じることが経済的にも人員的にも難しい現状です。

　医療機関や福祉施設では複数のスタッフが勤務しているため、暴力・ハラスメントの発生時にチームで対応ができますが、在宅ケアの現場では、基本的に1人で対応せざるを得ないため、高い対応スキルが一人ひとりに求められます。また、これまで在宅ケアの現場で、暴力・ハラスメントを経験していない、あるいは発生していないと思っている方でも、今後も被害を発生させないように、一度、この問題と向き合っていただけるとうれしく思います。

2 「利用者へのケアの質の担保」と「スタッフの安全確保」の両立を目指して

　多死社会、超高齢社会において、地域包括ケアを担う重要な人材である訪問看護師や訪問介護員が、安心して安全な職場環境で働くことを保障することが重要です。利用者へのケア提供と経営状況を最優先し、スタッフの健康、安全が脅かされてはいけません。車の両輪のように、「利用者へのケアの質の担保」と「スタッフの安全確保」の両立が必要です。

　真の意味で、24時間訪問巡回サービスを展開するといった在宅ケア事業を推進するのであれば、同時に24時間訪問に従事する人の安全対策も十分に整備した上で、事業をスタートするべきです。利用者・家族からの暴力・ハラスメントの被害で、スタッフが離職することなく、安心して在宅ケアを実践でき、また利用者や家族にとってもケアを受け続けることができる、すなわち「安全」と「ケアの質」が同時に保障されるべきではないでしょうか。

　在宅ケアの現場での暴力・ハラスメントの問題において、利用者・家族VS訪問看護師の対立構造を煽ってはいけません。そして、訪問看護師だけが、利用者・家族から一方的に暴力・ハラスメントの被害を受けているわけではなく、その逆もあり得ます。そのことを私たちは十分に知っておく必要があります。そのため、在宅ケアの現場での暴力・ハラスメントの被害事例やその深刻さを声高に発信し社会の関心を集めるのではなく、今の時代に必要な教育とトレーニングを行うことで、スタッフが暴力・ハラスメントからの防御法を習得し、暴力・ハラスメントに脅かされ萎縮することなく、利用者に質の高いケアを提供することを目標としたほうが良いのです。

　そのような意味で、本書は初の「訪問現場での暴力・ハラスメント対応」のテキストです。

3 暴力・ハラスメントを取り巻く国内外の動向

　この10年の在宅ケアの現場での暴力・ハラスメントに関する国内外の動向を**表2**（p15）にまとめました。日本ではこの数年で、在宅ケアの現場での暴力・ハラスメントの問題がくり返し報道されてきたこともあり、急速に動き出していますが、先駆的に取り組んでいるのは兵庫県です。2015年に兵庫県下における「訪問看護師が利用者・家族から受ける暴力の実態調査」が行われ、2017年1月29日に**「訪問看護師等が利用者・家族から受ける暴力対策検討会（通称：コードホワイト）」**が立ち上がり、定期的に事例検討を重ね、訪問依頼時、訪問開始後に使用できる『訪問看護師のための安全判断チェックポイント』が作成されました。

　2017年は、（新）**「訪問看護師・訪問介護員安全確保・離職防止対策事業」**が実施され、全国に先駆けて兵庫県で、暴力行為等のため複数名訪問が必要で、利用者や家族から同意が得られない場合、2人目の訪問加算の一部を兵庫県が助成するということが決まりました。また、**「訪問看護師・訪問介護員に対する暴力等対策検討会議」**を定期的に開催し、"〜訪問看護師、訪問介護員への暴力等お困り相談ひょうご〜"として相談窓口を設置し、兵庫県内の相談を受け付けています。さらに、『訪問看護師・訪問介護員が受ける暴力等対策マニュアル Ver.1』を作成し（p14 **図1**）、兵庫県内関係者に配布し、研修会も行っています。

　2018年には、全国訪問看護事業協会「訪問看護師が利用者・家族から受ける暴力に関する調査研究事業」による全国調査が実施され、6月に結果が公表されました。

　一方、2018年は訪問看護師以外の調査も活発に報告された年になりました。4月に日本介護クラフトユニオンの調査で介護現場での被害実態の中間報告が公表されたことを皮切りに、8月に初の小児医療現場での暴力の全国調査結果の速報値（過去1年間に何らかの暴力・ハラスメント被害の経験率は10.3％）が日本外来小児科学会において報告され、9月に産業別労働組合・UAゼンセンが3万人調査を実施し、小売・サービス業の7割が迷

惑行為を経験していた結果が公表されました。

　厚生労働省は、対策マニュアルの作成、事業所への指針の明示、パワーハラスメントの法制化など、2018年に入り、立て続けに対策や方針を開示するようになりました。暴力・ハラスメントを"我慢・容認する"時代から、すべての業種において、労働者が安心して安全な職場環境で働くことができるように取り組みを進める"対策推進"時代へと、大きく流れが変わりました。

　最後に、事業所においては、暴力・ハラスメント対策が実施できるために、早急に管理者への支援体制を整えることが必要です。訪問看護の諸先輩方が、在宅ケアの道を切り開き開拓していったように、現職の管理者もきっとこの課題を乗り越えていく力を十分に備えていると思います。足りないのは、その管理者をエンパワメントする体制、そして新しい暴力・ハラスメントに関する知識と対応です。

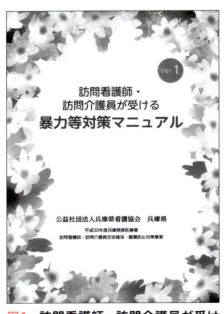

図1　訪問看護師・訪問介護員が受ける暴力等対策マニュアル Ver.1

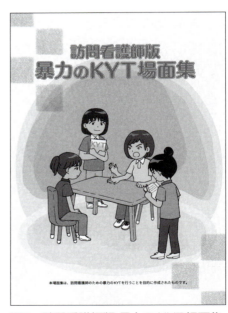

図2　訪問看護師版 暴力のKYT場面集

表2 暴力・ハラスメントを取り巻く国内外の動向

年	在宅ケアの現場での暴力・ハラスメントに関する動向	暴力・ハラスメントに関する国内外の動向
2005年		1月、ILO・ICN・WHO・PSIが共同で『Framework guidelines for addressing workplace violence in the health sector: The training manual（保健分野の職場暴力対策のガイドライン：トレーニングマニュアル）』を作成 https://www.ilo.org/safework/info/instr/WCMS_108542/lang--en/index.htm 6月、医学書院が『医療職のための包括的暴力防止プログラム』を発行（日本） 9月、精神看護出版が『暴力事故防止ケア』を発行（日本）
2007年	訪問看護ステーションに係る介護保険サービスにおける看護提供体制のあり方に関する研究結果の報告（全国訪問看護事業協会） ＊医療依存度が高い等が主な理由で2人以上での訪問を必要とする利用者がいることが示される	
2008年		International Association on Workplace Bullying & Harassment（職場いじめとハラスメントに関する国際学会）が設置され、30カ国から200人が参加（カナダ）https://iawbh.org/ 7月、メジカルビュー社が『ストップ！ 病医院の暴言・暴力対策ハンドブック』を発行（日本）
2009年	介護報酬改定 ＊暴力行為、著しい迷惑行為、器物損壊行為等が認められる場合に複数名訪問にする加算が設けられる 4月、在宅ケアにおけるモンスターペイシェントに関する調査の実施（武ユカリら）[1]	ILO総会で、セクハラやその他のハラスメントは世界共通の深刻な差別形態であること、ジェンダーに基づく職場での暴力は禁止されるべきであることを発表（スイス） 6月、日経BP社が『患者トラブル解決マニュアル』を発行（日本）
2010年	診療報酬改定 ＊暴力行為、著しい迷惑行為、器物損壊行為等が認められる者に対し複数名訪問看護加算が認められる	5月、日本看護協会出版会が『事例で読み解く 看護職が体験する患者からの暴力』を発行（日本）
2011年		欧州労働安全衛生機構（EU-OSHA）が欧州諸国で仕事における暴力や嫌がらせが増加している実態を報告書で発表 https://osha.europa.eu/en/tools-and-publications/publications/reports/violence-harassment-TERO09010ENC 6月、中外医学社が『医療機関における暴力対策ハンドブック』を発行（日本）
2015年	12月、兵庫県下における訪問看護師が利用者・家族から受ける暴力の実態調査の実施（林千冬ら）[2]	10月20日、国連（UN）が世界中で女性の3分の1以上が暴力の被害を受けていると報告書の内容を発表
2016年	9月6日、訪問看護師が被る利用者・家族からの暴力・ハラスメント防止対策に関する座談会の実施（訪問看護ステーションの管理者6名）[3] 12月27日、訪問看護師が利用者・家族から受ける暴力を防止するための方策についての討論会の実施（藤田愛、山崎和代、福田大祐、三木明子）[4]	仕事の世界における男女に対する暴力専門家会議が開催され、暴力とハラスメントは容認できないと発表
2017年	兵庫県で（新）訪問看護師・訪問介護員安全確保・離職防止対策事業を実施（予算額926万1,000円） ＊利用者等が暴力行為等のため、単独訪問が難しく、2人以上の訪問が必要だが、利用者や家族の同意が得られない場合、2人目の訪問加算の一部を兵庫県が助成 1月29日、看護師等が利用者・家族から受ける暴力対策検討会（通称：コードホワイト）立ち上げ（藤田愛代表、山崎和代、福田大祐、三木明子、武ユカリ、ほか） ＊事例検討会を定期的に実施 5月19日、厚生労働省保険局長に平成30年度診療報酬改定に関する要望書を提出（日本看護協会会長　坂本すが） ＊複数名訪問看護加算の算定回数制限の撤廃 診療報酬上では、暴力行為や著しい迷惑行為等がある患者に対しては、週1回まで（看護補助者との訪問の場合は週3回まで）しか加算ができない。介護保険ではこうした算定回数制限はないことから、算定回数制限の撤廃を要望	フリージャーナリストが記者会見で準強姦被害を告発（日本）

年	在宅ケアの現場での暴力・ハラスメントに関する動向	暴力・ハラスメントに関する国内外の動向
2017年	9月19日、一般社団法人全国訪問看護事業協会事業 訪問看護師が利用者・家族から受ける暴力に関する調査研究事業 第1回検討委員会（三木明子委員長、阿部智子、加藤希、高村浩、武ユカリ、田島佐和子、新津ふみ子、事務局、ほか） 9月27日、第1回訪問看護師・訪問介護員に対する暴力等対策検討会議（山崎和代会長、三木明子、福田大祐、杉本和子、松浦かず代、事務局、ほか） ＊兵庫県内の離職防止対策	7月、メディカ出版が『ひとコマイラストでわかる！ 医療安全学習にそのまま使える ガマンしない、させない！ 院内暴力対策「これだけは」（医療安全BOOKS6）』を発行（日本）
	10月1日、『訪問看護師版 暴力のKYT場面集』作成（p14 図2）（武ユカリ、三木明子）	反セクハラ運動「＃MeToo（私も被害者）」が国際的に展開（米国、フランス、イタリアなど）
	12月1日、訪問看護師・訪問介護員への暴力等対策相談窓口設置（兵庫県） 〜訪問看護師、訪問介護員への暴力等お困り相談ひょうご〜	元横綱による傷害事件の報道（日本）
2018年	2月、全国訪問看護事業協会「訪問看護師が利用者・家族から受ける暴力に関する調査研究事業」による全国調査の実施	レスリングの監督による女性選手へのパワーハラスメントの報道（日本） アメリカンフットボール部の悪質タックルの報道（日本）
	3月10日、兵庫県委託事業「訪問看護師・訪問介護員安全確保・離職防止対策事業」による研修会の実施（1回目）、『訪問看護師・訪問介護員が受ける暴力等対策マニュアルVer.1』を兵庫県内関係者配布作成（p14 図1）	
	4月、訪問看護師等が利用者・家族から受ける暴力対策検討会（通称：コードホワイト）が訪問依頼時、訪問開始後に使用できる「訪問看護師のための安全判断チェックポイント」を作成	事務次官の女性記者へのセクハラ問題に対し国会で女性議員達が「＃MeToo」のプラカードを掲げデモ行進（日本） 介護現場で3割のスタッフがセクハラを受けている被害実態を日本介護クラフトユニオンが公表（日本）
		5月4日、性被害の訴えを発端にノーベル文学賞の発表を見送ることを公表（スウェーデン）
	6月20日、全国訪問看護事業協会主催の講演会で「訪問看護師が利用者・家族から受ける暴力の実態調査」の結果について発表（三木明子委員長）	6月8日、2019年のILOの総会で働く場での暴力やハラスメントの根絶に向けた基本理念と罰則を備える条約を作成、暴力・ハラスメント禁止の初の世界基準ができる見通し（スイス） 6月8日、前財務事務次官のセクハラ問題を受けて検討していたセクハラ対策「罰則」見送り（日本）
		8月、厚生労働省が介護事業所向けの対策マニュアル作成を決定 8月26日、第28回日本外来小児科学会年次集会にて、初の小児医療現場での暴力の全国調査結果の速報値を報告（三木明子）（日本）
	9月22日、兵庫県委託事業「訪問看護師・訪問介護員安全確保・離職防止対策事業」による研修会の実施（2回目）	9月、産業別労働組合・UAゼンセンが3万人調査を実施し、小売り・サービス業の7割が迷惑行為を経験していた結果を受けて記者会見（日本）
		10月、労災認定されたケースの原因分析の結果、看護師は患者などからの暴力の経験が最も多かった（44％）ことを厚生労働省が公表（日本）
		11月16日、厚生労働省がパワーハラスメント防止を法制化し、企業の義務を明記する方針を明示（日本） 11月20日、厚生労働省が（カスタマーハラスメント）悪質クレーム対策に対し企業がとるべき対策を指針で明示する方針を発表、セクハラ規定に社外を追加（日本）

引用・参考文献

1) 武ユカリほか．在宅ケアにおけるモンスターペイシェントに関する調査：2008年度在宅医療助成一般公募（前期）完了報告書．（在宅医療助成勇美記念財団助成）．
http://www.zaitakuiryo-yuumizaidan.com/data/file/data1_20091002032834.pdf（参照2018-11-25）
2) 林千冬ほか．訪問看護師が利用者・家族から受ける暴力の実態と対策：兵庫県下における実態調査の結果から．訪問看護と介護．22(11)，2017，847-57．
3) 三木明子ほか．訪問看護ステーションの管理者による座談会：訪問看護師が被る利用者・家族からの暴力・ハラスメント防止体制．地域連携 入退院と在宅支援．9(6)，2017，95-103．
4) 三木明子．暴力・セクシュアルハラスメント等の防止策．コミュニティケア．19(8)，2017，58-62．

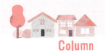

訪問看護事業所を経営する法人と管理者に期待すること

ケア・コーディネーション研究所（特定非営利活動法人メイアイヘルプユー）代表理事
一般社団法人 全国訪問看護事業協会 監事　新津ふみ子

　訪問看護師への暴力・ハラスメントの問題について知ったのは、2016年12月です。訪問看護事業所のF管理者から直接、話を聞く機会があり、筆者は驚きました。訪問時、訪問看護を利用する利用者本人ではなく、息子が隠れてお茶に薬物を混入し、それを知らずに利用者と家族から勧められスタッフが飲んだ後、意識障害が生じ混乱状態になり入院したとのことです。飲食物をいただくことは事業所のルールとして禁止していましたが、せっかく入れたのだからと勧められ断れなかったといいます。筆者もこのスタッフと同じ行動をとっただろうと思い、心が痛くなりました。筆者は、1975年から16年と半年、行政で訪問看護に従事していました。当時でも、寝たきり高齢者の血圧測定時に胸を触られたなど、セクシュアルハラスメント（セクハラ）は職場の話題になることがありました。しかし、薬物混入は初めて聞くことで、訪問看護を利用する人たちの多様性というか、時代の変化を思い知ったのです。F管理者は、「この問題を、自分だけ、自訪問看護ステーションだけの問題にしたくない、なぜならすべての訪問看護ステーションに関わる問題であり、関係団体などを巻き込み社会的な問題にしたい」と語り、筆者は応援する決心をしました。

　2018年、日本介護クラフトユニオン（NCCU：Nippon Careservice Craft Union）が、介護現場に『ご利用者・ご家族からのハラスメントに関するアンケート』を実施しました。その結果、回答者の74.2％が何らかのハラスメント被害によって、およそ9割の被害者が精神的なダメージを受け、精神疾患になっている介護職員がいることが明らかになったとして、厚生労働大臣に『ご利用者・ご家族からのハラスメント防止に関する要望書』を提出しています（2018年8月9日）。厚生労働省は、実態調査に着手し、2018年度末までに事業者向けの対応マニュアルを示すとしています。このように、厚生労働省レベルでの取り組みは、事業・サービスを経営する法人にも影響を及ぼすと考えられます。

　この問題には、事業所、管理者レベル、すなわち現場レベルの取り組みに留まらず、法人としての取り組みになることを期待します。

　一方、管理者そして訪問看護師からは、「法人は頼りにならない、むしろ足を引っ張る事さえある」という声が聞こえてきそうです。法人の規模、実施しているサービスの種別、そして経営者のリーダーシップのありかた、経営組織のガバナンスなどが各訪問看護事業所の事業経営に大いに影響を及ぼし、現場では、法人の方針や事業の進めかたが不明であることや、また真剣に取り組んでもらえないことがあると感じているかもしれません。このような状況の中では、確かに、自分たちの問題としてしっかりと受け止

め、対応策を講じることは欠かせません。特に管理者はリーダーシップを発揮し、職場に「オープンなコミュニケーション」を実現していくことが求められます。

　管理者のリーダーシップは大いに期待しますが、ここでは筆者の経験から、やはり法人がしっかりすると、スタッフは守られると伝えたいです。

「オープンなコミュニケーション」の実現のために

　日常的な活動の中で、次のようなやりとりや態度を、メンバー全員が自然に受け入れている状態とされています。
- 真剣な話し合いであっても、相手を打ち負かそうとする敵対的なムードではなく、友好的なムードを保ち続けること。
- 意見や考えの優劣を決めようとするのではなく、一つひとつの意見や考えの中にユニークさや斬新さを見出し、それらを尊重すること。
- その一方で意見の相違から目をそらすことなく、相手を尊重しつつも、お互いの差異を浮き彫りにし、それを受け入れること。
- 「一般的には……」「業界的には……」といった三人称的な視座から意見を述べるのではなく、「私」を全面に出した一人称的な視座から、自分の経験や思いを語ること。

中原淳ほか. 第4章「対話」による新たな学び. ダイアローグ　対話する組織. 東京, ダイヤモンド社, 2009, 191-2. を参考に作成.

　その好例が2003年から、福祉サービス第三者評価を通し、訪問をさせていただいている鳥取県の大規模社会福祉法人「こうほうえん」での取り組みです。介護保険が始まり、福祉サービスの利用が増加していく中で、まさに利用者の多様性が顕著になってきたころの2008年に、理事長は「利用者の皆様へ　お約束とお願い」を明文化し、額縁に入れ、施設などの事業所玄関に掲示を始めました。そして今は、重要事項説明書にも掲載し、利用契約時に説明をしています。また職員に対しては、常に携帯する法人の「大切にしたい価値観」を明記している冊子の中にも掲載して周知しています。この取り組みのきっかけは理事長が、ある大規模の総合病院を視察した際に玄関の正面に大きな額に入った「患者様へのお約束とお願い」が掲げられていてびっくりしたことでした。質の高いサービスを提供するのは職員で、その職員を組織としてしっかりと守らなければならないという経営者の意気込みが強く感じられ、さっそく職員と話し合って取り入れたとのことです。内容の一部を紹介します。

　まずは、"お約束"から始まり、6項目にわたります。1番目は、「利用者の皆様は、いかなる状況にあっても人格が尊重されます」。そして、5番目は、「利用者の皆様は、

人種・信条・性別・社会的身分等によって差別されることなくサービスを受けることができます」とし、まさに権利擁護を明確にしています。

次に、"お願い"です。4項目にわたりますが、1番目は、「こうほうえんの職員は法人の財産です。サービス提供においては誠心誠意対応しますが、それを超えた要求に関しては応じかねることがあります。職員に対しても思いやりを持って接していただきますようご協力をお願いします」。そして、4番目は、「暴力行為・暴言・誹謗中傷・過度の飲酒など、目に余る行動をされた方には、退所またはサービスの提供のお断りをお願いすることがあります」です。

その当時、理念などにご利用者本位の内容を記載している法人は多かったのですが、利用者への"お願い"として、職員は法人の財産であると明文化した理事長の判断に、筆者は経営者のあるべき姿をみたのです。

現場での直接的な対応としては、リーダーシップを発揮することがまさに管理者の役割、責任です。しかし、事業所経営の責任は法人にあることを考えると、ハラスメントへの対応をきっかけにその責任を果たしてもらいたいと切望します。もうすでに紹介したようなことには取り組まれている法人・事業者もあるかとは思います。その意義をあらためて確認したいと思います。本書籍が活用され「ハラスメント」の問題が社会化されていくことを切望します。多くの人びとに関心をもってもらうことも考えてほしいと思います。厳しい問題提起かもしれませんが。

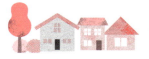

2 暴力・ハラスメント対策の基本方針

1 安全に安心して訪問看護活動を行うことのできる職場環境を組織的に整備する

　訪問看護師は、労働者として安全と健康が確保されるとともに、快適な職場環境で働く権利があります。そのことは、労働安全衛生法の目的に「職場における労働者の安全と健康を確保するとともに、快適な職場環境の形成を促進すること」と示されています。

　労働安全衛生法の第3条には、事業者等の責務として「事業者は、単にこの法律で定める労働災害の防止のための最低基準を守るだけでなく、快適な職場環境の実現と労働条件の改善を通じて職場における労働者の安全と健康を確保するようにしなければならない。」と書かれており、訪問看護事業者においては、設置法人の責任者とともに事業所の管理者がその責務を担います。

　また、第4条には、労働者の責務として「労働者は、労働災害を防止するため必要な事項を守るほか、事業者その他の関係者が実施する労働災害の防止に関する措置に協力するように努めなければならない。」と書かれています。これは、事業者と同様に労働者であるスタッフにも、安全で快適な職場環境を保持するために協力する義務があり、組織全体で取り組んでいくことが重要であるということです。

　以上のことは、訪問看護師が受ける暴力・ハラスメントについても当てはまります。暴力・ハラスメントは、悪質かそうでないかの判断も必要となります。組織には、暴力・ハラスメントのリスクアセスメントや予防する体制を整えること、スタッフが安全に安心して働ける環境整備、定期的な健康診断やストレスチェックを行うなど、スタッフの心身の健康を守るための責務と役割を果たすことが求められます。暴力防止・対応体制を整えている事業

所では安心して働くことができ、離職防止にもつながります。

　暴力・ハラスメントは、訪問看護師の心身に影響を与え、安全で質の高い訪問看護サービスの提供を妨げます。暴力・ハラスメントから訪問看護師を保護したり、安全を確保することに加え、訪問看護師自身の心身の健康を保持増進するための環境づくりをすることが重要です。具体的には、"職場内でいつでも話ができる環境があること"、つまり、訪問看護師たちが、起こった出来事を暴力・ハラスメントと認識し、看護師個人の問題ではなく事業所の問題としてとらえ、事業所のスタッフ同士で共有して対策を考えられる環境があることです。

2　管理者もスタッフも守られる環境づくりを行う

　"訪問看護師の報告に対して二次被害を発生させない管理者やスタッフの対応ができること"、つまり、「あなたの対応が悪いのではないか」など、暴力・ハラスメントを受けている看護師個人の責任にしたり、責めたりして傷つける対応はご法度であり、「あなたは悪くない」「あなたを守るよ」と受け止め、管理者として利用者や家族に対峙したり、組織全体で対応方法を検討し、場合によってはカウンセリングを受けさせたりするなど、訪問看護師を守ることができるようにすることです。そのためには、事業所の管理者の役割として、利用者を守ることと同じくらいスタッフを守る責任があることに気づき、そのための行動を起こせるようになることが大切です。そして、"暴力に対して判断したり、対処したりするときの管理者のサポート体制があること"、つまり、管理者が困ったり判断できかねたりする際に、弁護士やリスクマネジャーなどの専門家の支援を受けられる環境が整うことです。

　以上のような環境を整えることが、利用者へ安全で質の高い訪問看護サービスを届けることにつながります。

3 利用者や家族との信頼関係を築いて、暴力・ハラスメントを予防する

　暴力・ハラスメント対策においては、被害を最小限に食い止めること、再発防止に取り組むことが大切です。事実を正確に把握して、利用者や家族が暴力に至る経過をしっかりと理解し、予防策も含めた対応をすることで避けられる暴力がたくさんあるからです。同時に、「予防」することも重要です。例えば、契約書や重要事項説明書に暴力・ハラスメントを受けた際の対応について記載し、サービス提供前に説明をしておくこと、訪問看護でできることとできないことをきちんと伝えるなど、お互いに信頼関係を築くための節度やルールなどを説明し、サービスを受ける利用者や家族にも一定のルールを守っていただくことへの働きかけをすることです。これらの積み重ねが、利用者や家族と訪問看護師との信頼関係を築き、「お互いに気持ちよくケアを提供し、サービスを受ける」という関係性の中で、在宅療養が続けられ、暴力・ハラスメントを予防することにつながります。

　また、訪問看護師が利用者や家族にとって暴力・ハラスメントになるような行動をしていないかにも気を付けることはいうまでもありません。

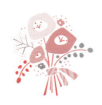

3 本書の特徴・活用方法

　本書は、全国訪問看護事業協会に設置した「訪問看護師が利用者・家族から受ける暴力に関する調査研究事業」において、管理者が、自事業所における労働者の安全と健康を確保する意識を高め、訪問看護師が安全に安心して訪問看護活動を行うことができると同時に、利用者・家族も安心して訪問看護サービスを受けることができるようにすることを目的に作成しました。本書は、当協会が実施する研修会において、テキストとして使用し、効果的に暴力・ハラスメントへの対応を身につけることができるようになっています。また、各事業所において勉強会のテキストとしても活用できるように工夫し、現場で実際に利用できる資料や情報も掲載しました。また、訪問看護事業所のみならず、訪問介護員やケアマネジャーなどの訪問系サービス事業所にも応用できる内容になっています。具体的な内容は、以下の通りです。

第1章：暴力・ハラスメント対策の基本方針と考えかた、本書の活用方法、用語の定義を記載しています。
第2章：法人・事業者・管理者の責務、教育体制、相談先、他機関多職種との連携、記録管理など、暴力・ハラスメント対策に関する事業所体制の整備状況について、チェックリスト方式で点検でき、解説を参考にして事業所体制を整えることができます。
第3章：諸外国での暴力防止対策を紹介し、現場での解決策を提案します。事業所内でスライドを用いて研修が実施でき、暴力・ハラスメント対応に必要な基本的知識が学習できます。また暴力のKYTのイラストを活用しながら、暴力・ハラスメント対応に関する演習ができるようになっています。
第4章：管理者に暴力・ハラスメントを防止するための現場の実際の取り組みをご紹介いただくとともに、弁護士からは法的な根拠をもとに対応ができるような解説を掲載しました。また、予防のためのリスクアセスメントチェックリストや暴力・ハラスメント対応フローなど、実用的に使える内容が盛り込まれています。
第5章：利用可能な資源として、相談窓口、研修会などを紹介しています。
第6章：全国訪問看護事業協会で実施した実態調査の結果を掲載しています。
column：訪問看護師、訪問介護員、医師、臨床心理士、研究者の方々にそれぞれの立場での取り組みや課題を執筆いただきました。

4 用語の定義

暴力・ハラスメントの定義

　本書における「暴力・ハラスメント」は「危害を加える要素をもった行動で容認できないと判断されるすべての脅威を与える行為」を言い、訪問看護師等（PT、OT、STや事務職員も含め訪問看護事業所に所属するスタッフ）が利用者や家族から受けることに限定し、職場内の上司や同僚からの暴力・ハラスメントは含みません。また、①身体的暴力、②精神的暴力、③セクシュアルハラスメントについては、以下のように定義します。

1 身体的暴力

　身体的な力を使って危害を及ぼす行為（暴行・傷害）をいいます。
（例）殴る、蹴る、たたく、突く、かむ、つねる、首を絞める、引っかく、唾を吐く、物を投げる、服を引きちぎる、包丁を向ける、など。

2 精神的暴力

　個人の尊厳や価値を言葉によって傷つけたり、脅迫したり、過大な要求をしたり、名誉毀損や侮辱など、敬意の欠如を示す行為をいいます。
（例）大声で怒鳴る、能力がないと言う、容姿や体型について不快な言葉を言う、威圧的な態度で文句を言い続ける、理不尽なサービスを要求する、特定のスタッフに嫌がらせをする、自宅備品の破損等について不当に賠償を迫る、苦情の電話を長時間かけ続ける、訪問中にケアの様子を撮影する、SNSに悪評を書き込む、など。

3 セクシュアルハラスメント

意に添わない性的誘いかけや、行為者に対する好意的態度の要求等、性的な嫌がらせや相手の望まない性的な言動すべての行為をいいます。

（例）身体を触れる、抱きしめる、卑猥な話をする、性器を見せる、訪問中にアダルトビデオを流す、ポルノ雑誌を見えるように置く、など。

参考文献

1) 兵庫県看護協会. 訪問看護師・訪問介護員が受ける暴力等対策マニュアル.
https://www.hna.or.jp/for_nurses/n_visiting_nursing/against_violence/entry-1526.html（参照2018-11-6）
2) 日本看護協会. 保健医療福祉施設における暴力対策指針―看護者のために―. 2006.
https://www.nurse.or.jp/home/publication/pdf/bouryokusisin.pdf（参照2018-11-6）
3) 住民からの暴力や不当クレーム等に対峙する地域保健従事者の日常活動の「質」を保証する組織的安全管理体制の構築に関する研究班. 地域保健福祉領域において従事者が住民から受ける暴力防止のためのマニュアル 暴力防止マニュアル 第2版. 厚生労働科学研究費補助金（平成23年〜25年）（健康安全・危機管理対策総合研究事業）. 2014.
4) 三木明子 編著. ひとコマイラストでわかる！ 医療安全学習にそのまま使える ガマンしない、させない！ 院内暴力対策「これだけは」：あらゆる暴力への対応を掲載 現場から17の取り組み例を紹介. 坂本すが 編. 東京, メディカ出版, 2017, 176p（医療安全BOOKS6）.

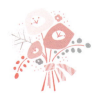

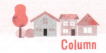

ホームヘルプサービスセンターの管理者としての暴力・ハラスメントへの取り組み

社会福祉法人尼崎市社会福祉協議会 ホームヘルプサービスセンター　管理者　松浦かず代

　ハラスメントの意味を理解されているヘルパーがどれだけいるでしょうか。
- 暴言→怒鳴る、乱暴な言葉、人格を傷つける言葉
- わいせつ行為→身体を触る、抱きつく、押し倒す、キスをする、裸でいる
- 暴力→かむ、つねる、ひねる、つかむ、たたく、物を投げつける

ショックでつらいことだと思います。

　ヘルパーは「私がちゃんと仕事ができなかったから」「油断していたから」「隙があったから」「もっと気持ちに寄り添えていたら」「病気がそうさせている」と反省し、今の状況が良くなるようにへりくだり我慢しています。対応が悪かろうが、いかなる理由があってもそれは暴力・ハラスメントです。そして、その状況を発信・相談できないでいる場合が多々あるのです。

　すべてが暴力・ハラスメントになることに気づいておらず、上記のような考えでいることが問題だと思います。

　事業所によっては、上司が「あなたの力量不足」「そんなことはよくあること」「痛い思いをしたなら次から気を付けてがんばりなさい」「そんなこといちいち言っていたら仕事回せないよ」「ヘルパーに向いてない」「技量がない」「器が小さい」「勉強になるから」「それを乗り越えたら一人前よ」などと対応することがあるようです。収益を上げるために叱咤激励されていると書くのは、きちんと対応されている事業所からは失礼だと言われそうですが、決して作り話ではありません。

　では、どう対処すればいいのでしょうか。

① 事業所（上司・管理者）は、利用者の状態（身体的・経済的・家族構成・既往歴）と要望を把握し、利用者とヘルパーをコーディネートする。
② マッチングするまでは双方との関係性を計り、良い関係ができたとしても継続して見守る。
③ 対人関係・リスクマネジメントなどの研修を受ける。

　どれも理想です。そんな余裕がどこにありますでしょうか。日々の業務に追われ、だんだんと介護業界は締め付けられています。でも、少しでも理想に近づける努力、工夫は必要だと思います。ヘルパーの働きやすい環境をつくりたい、離職者を減らしたい、ヘルパーがお手伝いさんと思われることのない、専門職として自覚をもって働けるような環境をつくっていきたいと思っています。

第 2 章

暴力・ハラスメント対策に関する事業所体制の整備

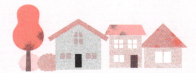

1 法人・事業者が組織として整備する暴力・ハラスメントの対応体制

法人や事業者の責務・役割

　訪問看護事業に関する義務規定や実施規定等は、指定訪問看護事業所（以下、訪問看護事業所）の責任者たる管理者およびそのスタッフの責務等として定められていますが、その最終的な責務は、指定訪問看護事業者が負います。事業者に係る責務等には適切な訪問看護の提供と利用者の人格を尊重し、法令を遵守し、利用者のため忠実に職務を遂行することとされています。また、事業者は正当な理由なく訪問看護の提供を拒んではならないとされ、正当な理由とは「職員の不足」「提供エリア以外であること」「その他利用申込者に対し、自ら適切な指定訪問看護を提供することが困難な場合」です。

　以上のように、訪問看護事業者は適切に訪問看護を提供することが責務であり、役割でもあるので、提供に際し正当な理由以外に、訪問看護の提供を拒否または中断することはないに等しいと考えられます。しかし、最近はさまざまな社会背景により、訪問看護師が利用者やその家族から暴力・ハラスメントを受けることもあり、状況によってはサービスを中断しなければならない事態も生じています。訪問看護の提供を拒む理由の1つに、「自ら適切な指定訪問看護を提供することが困難な場合」とありますが、それをどのように解釈するかは明確には規定されていません。

　事業者は利用者の人格を尊重し、法令を遵守し、利用者のため忠実に職務を遂行するという役割をもつ一方、訪問看護師の人格も尊重することが求められます。事業者が、適切に訪問看護を提供でき、運営していくためには、訪問看護サービスを受ける利用者と訪問看護の提供者である看護師の両者の存在が必要です。暴力・ハラスメントによって訪問看護サービスが中断されることがないように、事業者としては、チェック項目にあげた暴力・ハラスメント予防・対応に関する事業所の体制を、事前に整備しておくことが必要

になります。

チェック！

- ☑暴力・ハラスメントの体制整備について協議・検討していますか
- ☐暴力・ハラスメントの対応マニュアルがありますか
- ☐暴力・ハラスメントの対応マニュアルを定期的に更新していますか
- ☐利用者との契約書や重要事項説明書に暴力・ハラスメントに関する項目を載せていますか
- ☐どのような行為を暴力・ハラスメントとみなすか、事業所で統一した定義を決めていますか
- ☑ポスターの提示などにより、スタッフの暴力・ハラスメントの対応に関する意識を高めていますか
- ☐暴力・ハラスメントの対応のためのスタッフ研修を計画的に実施していますか
- ☑暴力・ハラスメントに関する相談窓口がありますか
- ☑暴力・ハラスメントに関する相談ルートが決まっていますか
- ☑暴力・ハラスメント発生現場に急行する担当者、担当部署がありますか
- ☑暴力・ハラスメント発生後に対応する担当者、担当部署がありますか
- ☑暴力・ハラスメント発生時の警察への通報体制は決まっていますか
- ☐暴力・ハラスメント発生後の被害者の医療機関受診の方法が決まっていますか
- ☑暴力・ハラスメント発生事例の記録方法や書式を決めていますか
- ☑暴力・ハラスメント発生後の事例検討会などを開催する仕組みがありますか
- ☑専門家や弁護士に相談する体制がありますか
- ☑被害者への心理的ケアを行う体制がありますか

2 管理者・スタッフによる暴力・ハラスメントの対応体制

　管理者は事業者と同様、適切に訪問看護事業所を運営するという責務があります。その中の1つは、看護師が安全に安心して訪問できる体制にすることです。働きやすい職場環境を整えることは、質の高い訪問看護師育成と人材定着につながり、さまざまな課題に対し強固な組織として問題解決にあたることができます。管理者はスタッフとともに、以降に示すチェック項目について整備しておきましょう。

1　暴力・ハラスメントに関する教育・研修

 チェック！

教育・研修の実施・参加

☑ 介護保険法や健康保険法等で規定された、訪問看護に関する制度を遵守して訪問する教育を実施していますか

☑ 暴力・ハラスメントの定義をスタッフ全員が理解できるよう教育を実施していますか

☑ 暴力・ハラスメントの対応に関する計画的な研修の機会を確保していますか

☑ 暴力・ハラスメントの対応に関する研修には、スタッフ全員が参加できていますか

☑ 研修は、日々の暴力・ハラスメント対応につながる学習になっていますか

☑ 暴力・ハラスメントの対応マニュアルの内容をスタッフ全員で定期的に確認していますか

☑ 暴力・ハラスメントに関する外部研修へ積極的に参加し、学びを深め

るとともに自事業所の体制整備に役立てていますか

事例検討

☐ 事例ごとに検証し、防止策を立てていますか

☐ 事例について事業所内で共有し、事業所内研修やマニュアルの見直し・改善につなげていますか

管理者の対応

☐ 管理者は、暴力・ハラスメントに関する問題をスタッフ全員で共有し、考えられるように指導できていますか

考えかた

　どのようなことが暴力・ハラスメントになるのか、事業所としての統一した見解（定義）をもち、その内容をスタッフ全員が理解しておくことができるよう教育することが必要です。本書第1章4に紹介した定義をスタッフと共有し、業務において経験したことがある、もしくは現在経験していることがないかなどを確認します。

　介護保険法や健康保険法等で規定された訪問看護に関する制度を遵守して訪問することは、訪問看護事業所の義務です。その事業所に所属するスタッフが制度を遵守して訪問看護を提供するということは、法的に正しい方法で業務を遂行しているという証明になります。つまり、暴力・ハラスメントを受けた際、正当な対応であることを主張でき、自分達を守ることにつながります。

　事業所ごとに、暴力・ハラスメントに関する研修の内容や回数を決めて、計画的に実施することが重要です。その際、被害を受けやすい入職時の職員に研修を徹底すること、1回実施したら良いというものではなく、定期的にフォローアップ研修をすることが必要です。第3章4に示す「暴力・ハラスメント対応研修の進めかた―ダウンロードスライド資料つき」やKYTなどを参考に、具体的な暴力・ハラスメントの内容や対応方法について認識し、被害者になった（なりそうな）場合は、冷静に対処できるよう訓練します。訪問時のマナーとして、利用者や家族への応対のしかたを教育すること

も暴力・ハラスメント予防の一環となります。さらに、安全管理研修として、積極的に外部研修へ参加しましょう。外部研修に参加することにより、幅広い学びができると同時に、他の事業所の取り組み方法を知ることができ、自事業所の体制づくりに役立てることができます。

　また、事例検討を積極的に実施しましょう。訪問看護は利用者宅に訪問してケアを行うため、利用者と訪問看護師だけという場面は多くあります。そのため、利用者や家族から暴力・ハラスメントを受けた場合、被害者である訪問看護師が事業所内で報告や共有をしてくれなければ、誰も事実を知ることができません。多くの事例を知ることで訪問看護師は、どのようなことが暴力・ハラスメントになるのか理解でき、その対応方法も身につける学習となります。「事例の概要」「暴力・ハラスメント対策および対応」「評価」「評価から導いた改善策」等について、第4章 p184 に示す報告書などを活用し、事例検討会を開催したり、暴力・ハラスメントの場面をパターン別に整理して事例集を作成し、事業所内で共有することも大切です。そうすることで、暴力・ハラスメントがリアルタイムで進行しているときではなく、対応後の冷静な状況で共有する場をもつことができ、暴力・ハラスメント対応の一時的な共有にとどまらず、今後の再発防止につなげることができます。また、事例をマニュアルの見直し、改善につなげ、訪問看護事業所の大切な財産にしましょう。

2 事業所内における報告・相談・共有

 チェック！

事業所内の仕組み
- ☑ 日頃から何でも報告する体制はありますか
- ☑ 暴力・ハラスメント発生時の報告ルートは決まっていますか
- ☑ 暴力・ハラスメント発生時の報告ルートはフローチャートで分かりやすく示されていますか
- ☑ 事業所内に相談窓口を設置し、スタッフ全員に周知していますか

- ☐ 複数名の相談担当者を配置し、相談しやすい体制としていますか
- ☐ 我慢せずに、管理者や同僚に報告や相談できる職場の雰囲気になっていますか
- ☑ 暴力・ハラスメント発生後、スタッフ全員でそのときの状況や対応について協議する時間をもっていますか
- ☑ 被害者への対応、行為者への対応、連絡調整などの役割分担をしていますか

管理者または相談担当者の対応

- ☑ 暴力・ハラスメントを黙認せず、同僚、部下の相談に応じていますか
- ☑ 被害者から情報を得る際、二次被害*を与えないよう配慮していますか
- ☑ 被害者が二次被害を受けないように体制を整えていますか
- ☑ スタッフからの訪問看護実施内容の報告時、暴力・ハラスメントの問題がないか注意しながら聞いていますか
- ☐ 相談に対して真摯かつ迅速に対応するように心掛けていますか

*二次被害：第 3 章 p93 参照

考えかた

　報告や相談を受ける人が、「きちんと聞いて、対処する」体制になっていないと、報告・相談はされません。暴力・ハラスメントを黙認する雰囲気であったり、何を言っても聞いてくれない、報告しても対応してくれないという雰囲気になっていたりすることなく、管理者や相談対応者は、スタッフの報告や相談にいつでも応じる姿勢を保つようにしましょう。

　暴力・ハラスメントが発生した場合には、まずは管理者に報告する体制の事業所が多いと思います。緊急性がある場合には、ただちに管理者に電話等で報告をし、その後の対応について相談をすることができます。しかし、そうではない場合、管理者も訪問中だから、と気兼ねして報告を後回しにするのではなく、緊急性がなくてもできるだけ早めに連絡することが大切です。そのためには、報告ルートを明確にしておくこと、フローチャートを活用して、わかりやすく、行動に移しやすくするための工夫が必要です。連絡を受けた管理者もしくは相談担当者は事実を確認し、対応にあたります。報告や

相談を受けた人は、二次被害が起きないよう被害者に十分に配慮し、精神的支援を同時に行っていくことが必要です。

また、男女雇用機会均等法の改正（平成18年）に伴い、職場内のセクシュアルハラスメント対策として組織内に相談窓口を設置することが義務づけられています（表1）。小規模の事業所では、管理者が相談窓口も兼任することもありますが、相談担当者が複数いると安心です。相談担当者は、スタッフとの相性や相談のしやすさ、すぐに相談に応じることができるよう、複数名おくとよいでしょう。

暴力・ハラスメントが発生した場合、事実確認し、その内容を事業所内で共有します。その上で、被害者への対応、行為者への対応、連絡調整などの役割分担をしていきます。事業所内のスタッフが密に報告、状況を共有し合いながら対応をしていくことが大切です。

具体的には、全体ミーティングの時間や申し送りノート等を活用して共有します。被害者である看護師に配慮しながらステーション内で共有し、全員で考え対応できるようにしておきます。暴力・ハラスメントの内容を全員で共有し、意見交換や当利用者に関わっていない看護師からの助言を受けるこ

表1　事業主が雇用管理上講ずべき措置[1]

① 職場におけるセクシュアルハラスメントの内容・セクシュアルハラスメントがあってはならない旨の方針を明確化し、管理・監督者を含む労働者に周知・啓発すること。
② セクシュアルハラスメントの行為者については、厳正に対処する旨の方針・対処の内容を就業規則等の文書に規定し、管理・監督者を含む労働者に周知・啓発すること。
③ 相談窓口をあらかじめ定めること。
④ 相談窓口担当者が、内容や状況に応じ適切に対応できるようにすること。また、広く相談に対応すること。
⑤ 事実関係を迅速かつ正確に確認すること。
⑥ 事実確認ができた場合には、速やかに被害者に対する配慮の措置を適正に行うこと。
⑦ 事実確認ができた場合には、行為者に対する措置を適正に行うこと。
⑧ 再発防止に向けた措置を講ずること。（事実が確認できなかった場合も同様）
⑨ 相談者・行為者等のプライバシーを保護するために必要な措置を講じ、周知すること。
⑩ 相談したこと、事実関係の確認に協力したこと等を理由として不利益な取扱いを行ってはならない旨を定め、労働者に周知・啓発すること。

とで、客観的な見かたの気づきや、看護内容や対応のしかたなどの振り返りになります。

　いちばん大切なのは、組織風土、日頃からの事業所内の人間関係です。組織およびチームの人間関係が良ければ、利用者や家族から暴力・ハラスメントを受けたときに、報告や相談、その後の対応も協力してスムーズに進めることができます。すべての看護師が問題を認識できているとは限らず、もしくは認識できていても報告できるとは限りません。悩みを抱えていると気づいた看護師が悩んでいる看護師に声をかけ、管理者に報告できるようにします。そして、管理者は、積極的に訪問時の状態を聞く姿勢をもちましょう。日々の訪問看護活動内容の報告を受けることで、利用者との関係性や訪問状況が確認できます。利用者の状況を把握し、トラブルになりそうな状況を早めに察知できます。報告で気になる利用者には、機会をつくり管理者が訪問して、状況を確認することもできます。

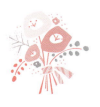

3　暴力・ハラスメントの防止に備えた訪問体制

チェック！

契約書・重要事項説明書への記載と説明
- ☑ 契約書あるいは重要事項説明書に、暴力・ハラスメントを受けた場合に、契約解除することがあると記載がありますか
- ☑ 契約書あるいは重要事項説明書に、暴力・ハラスメントを受けた場合の対応が明確に示されていますか
- ☑ 事業所の暴力・ハラスメントへの対応について、管理者が利用者や家族に文書を用いて説明していますか
- ☑ 訪問体制については、事業者の都合で決定するのではなく、利用者の希望を考慮して決めていますか
- ☑ 管理者は、行為者（利用者や家族）に対応する際、一方的な情報に偏らないように、注意して話を聴いたり説明したりしていますか

リスクアセスメントと予防対策
- ☑ 利用者全員に対して、暴力・ハラスメントに関するリスクアセスメントを行っていますか
- ☑ 利用者のリスクアセスメントの結果に応じてケア内容や利用者対応等のさまざまなことをチームで考え対応できる職場体制ですか
- ☑ 暴力・ハラスメントのリスクが高いと判断した場合、複数名での対応や男性看護師の同行・担当交代などについて検討する場や、行う体制がありますか
- ☑ 防犯ベルを携帯するなど、緊急時対応への対策を講じていますか
- ☑ 夜間の訪問に対する危険防止策を講じていますか
- ☑ 暴力・ハラスメントの予防・対応について、スタッフ全員がマニュアル通りに遂行できていますか
- ☑ 暴力・ハラスメントの対応マニュアルを事例発生後に見直していますか

考えかた

契約書・重要事項説明書への記載と説明

　訪問看護の契約書の中に、暴力・ハラスメントがあった場合に契約解除できる条文を記載しておきましょう。例えば、「ご利用者やご家族が当事業所に対して本契約を継続しがたいほどの背信行為を行った場合については、文書通知をもって契約を解除させていただくことがあります」等です。この契約書によって、利用者や家族などが暴力・ハラスメントなどの行為を行った場合には、契約を解除することができます。

　また、重要事項説明書にはより具体的に「暴力・ハラスメント行為」に関して明文化しておくほうが利用者にもわかりやすく、暴力・ハラスメント行為の抑止になります。暴力・ハラスメント行為があったからといって、すぐに契約解除し、訪問看護の提供を停止することができない場合もありますが、契約書や重要事項説明書を整備し、初回訪問時に利用者や家族にきちんと説明をすることは、暴力・ハラスメントの防止策としての事業所や管理者の義務でもあります。

リスクアセスメントと予防対策

　訪問看護は、看護師等が1人で訪問して利用者へのケアを行うことが一般的です。事業所によっては、受け持ち制のため、担当看護師のみで訪問している利用者もいます。そのような場合、訪問時の大変さやつらさを1人で抱え込んでしまうこともあります。しかし、例え受け持ち制であったとしても、利用者全員のリスクアセスメントを行い、ケア内容や利用者対応等のさまざまなことをチームで考え対応していくことは、利用者へのよりよいケアのためにも、訪問看護師のためにも必要なことです。そのためには、暴力・ハラスメントの予防・対応について、職員全員がマニュアル内容を理解し、その通りに遂行できることが大切です。

　担当看護師から暴力・ハラスメントについて相談があった場合に限らず、ミーティングなどの日々の報告内容から、利用者への訪問を苦痛と感じているようであれば、担当看護師を変更することも考えます。管理者が訪問し事実確認をし、内容によって対応の協議を行います。そして、利用者や家族に暴力・ハラスメントのリスクがある場合には、複数名の訪問体制を整えるこ

とが一般的です。

　方法としては、まず、利用者の状況や症状、暴力・ハラスメントの可能性や具体的な内容等を主治医に報告し相談します。次に、「複数名訪問加算」を算定できるように訪問看護指示書を交付してもらいます。しかし、「複数名訪問加算」を算定するためには、利用者本人・家族の同意が必要です。管理者や訪問看護師から、複数名訪問の理由と金銭的負担増について説明して同意を得ることはもちろんですが、よりスムーズに理解してもらうためには、主治医やケアマネジャーに説明してもらう方法や、地域関係者会議などで協議して、複数名訪問の必要性について利用者や家族に伝えるなどの対応が必要です。また、管理者が同行するなど柔軟な訪問体制にすることで、適切に状況判断ができ、早い段階で対応できる場合もあります。

　男性看護師がいる事業所では、暴力・ハラスメントがあった場合、男性看護師への担当交代や同行訪問が選択されることが多くあります。男性看護師が訪問することによって、暴力・ハラスメント行為の抑止力となることを期待しての担当交代ではありますが、男性看護師が担当になったからといって、暴力・ハラスメント行為が起きないわけではありません。また、男性看護師といえども怖くないわけではありません。男性看護師は、看護師である以前に男性として、社会的、文化的に期待される行動規範の影響もあり、被害者である男性看護師本人にもハラスメントを受けていると認識されづらく、苦痛だけが個人の中で抱え込まれやすい状況もあります[2]。そのことをきちんと認識して、管理者は暴力・ハラスメントリスクの高い利用者や家族を男性看護師に任せる場合でも、頻繁に声をかけるなどの気遣いや配慮をすることが必要です。同時に、担当を交代する被害者である看護師とも十分に話し合い、担当を外されたことに傷つかないように配慮することも大切な対応です。

第2章　暴力・ハラスメント対策に関する事業所体制の整備

4　法人（事業者）への報告・相談

チェック！

- □法人（事業者）に相談窓口があることやその担当者をスタッフ全員が知っていますか
- □法人（事業者）の相談窓口は、いつでも、誰でも、相談できる体制になっていますか
- □管理者が困ったときに相談できる相手がいますか
- □管理者が法人（事業者）へ報告するルートがあり、日常的に相談できる関係がありますか
- □管理者は法人の担当者といつでも連絡がとれ、事業所運営の問題を共有できる体制になっていますか

考えかた

　男女雇用機会均等法の改正（平成18年）に伴い、事業主は、雇用管理上の責任として職場におけるセクシュアルハラスメント（セクハラ）に関する措置を必ず講じなくてはならないことが定められました。また、日本看護協会の『保険医療福祉施設における暴力・ハラスメント対策指針』においても、安全管理体制の整備の中に「相談窓口の設置」があり、「暴力・ハラスメントの被害者、加害者、目撃者等が相談できる窓口を設置し、相談窓口は会議やオリエンテーション等の機会を活用して組織内に周知する」とされています[3]。

　相談窓口は各事業所内に設け、状況に応じて、管理者は法人（事業者）にも報告しましょう。管理者の判断が曖昧なまま問題を先送りすることで、解決困難にならないようにするためです。日頃から管理者と法人（事業者）は、事業所運営について意見を交わしやすい関係にしておきましょう。また、管理者が判断や対応に困った際の相談先として、事業所や法人に顧問弁護士やリスクマネジャーがいる場合には、常に相談ができるような関係性を

保っておくとともに、いない場合は、法人外の弁護士や相談場所を確保しておくことも必要です（第5章 p194 参照）。

5 他機関・多職種との連携

チェック！

- ☑ 暴力・ハラスメントに関して、地域の他機関多職種に相談する体制がありますか
- ☑ 活動地域に、暴力・ハラスメントに関する相談場所がありますか
- ☑ 活動地域において、暴力・ハラスメントに関してどのような対応ができるか把握していますか
- ☑ 日頃から、地域の他機関多職種と良好な関係を構築し、情報共有ができる体制になっていますか
- ☑ 暴力・ハラスメントの発生リスクが高いことを管理者やスタッフが認識した場合は、地域の他機関多職種と対応策を講じていますか
- ☑ 地域の他機関多職種と暴力・ハラスメントに関する事例検討会を実施していますか

考えかた

　暴力・ハラスメントは、利用者や家族の背景や環境からだけでなく、訪問看護師側の対応やちょっとした勘違いや感情の行き違いによっても、起こってきます。したがって、暴力・ハラスメント回避・防止策を講じるには、予防や防止的手段をハード面だけではなく、まずは信頼関係を損なわない対人援助技術を応用し、対話を通して感情的な対立を起こさないよう、日頃から心掛けることが大切です。また、暴力・ハラスメントのリスクや被害は、訪問看護師のみならず、その利用者に関わるすべての関係者にも影響します。常日頃から、地域の他機関多職種（医師や薬剤師、他施設の看護師、訪問介護員、ケアマネジャー、地域包括支援センター、行政窓口、警察など）と顔

の見える関係を築き、暴力・ハラスメント防止の知識を一緒に学ぶとともに、暴力・ハラスメントが起きたらどのように対応するのか、どこに報告して、どこと連携をするのかなど、地域の中の連絡体制や相談場所を確立しておきましょう。

　具体的には、主治医や医療機関とは、疾患の状況、増悪時の対応など、暴力・ハラスメントに発展しそうな情報を普段から共有しておくとよいでしょう。クレームの多い利用者の家族や、困難事例などで事業所が何度も交代になっているケースについては、ケアマネジャーや地域包括支援センター、行政窓口との連携によって、訪問開始前から実態を把握し、リスクアセスメントに基づき対応するようにします。お互いを守り、支える関係性を構築していくことが重要です。

　また、暴力・ハラスメントの発生に備えて、警察との協力関係、日常的な連携をしておきましょう。重大な暴力・ハラスメントの場合は、関係者と法的な措置をとるかどうかについて協議して、警察への被害届けを提出します。

　また、訪問看護師は、専門職として全体像を把握し、状況を整理して暴力・ハラスメントの要因をアセスメントし、的確なリスク評価・管理を行うことも求められます。訪問時に不安だな、おかしいな、変だな、と思ったことは、自事業所の管理者と相談をしながら、アセスメントします。そして、その利用者に関わっている他機関多職種と一緒に対応策を検討します。実際に暴力・ハラスメント行為が発生した際には、地域の他機関多職種と暴力・ハラスメントに関する事例検討会を実施しましょう。そして、他機関多職種と対応方法への足並みをそろえ、チームで支援していくという意識をもって関わります。その積み重ねによって、地域の中に暴力・ハラスメントを防止していく意識が高まり、地域的な対応が醸成されていくことにつながります。

3 記録および情報の管理

チェック！

- ☐ 暴力・ハラスメントに関する記録のルールがありますか
- ☑ 暴力・ハラスメントを受けた際の記録は、客観的な事実を簡潔に記載していますか
- ☐ 暴力・ハラスメント発生時は、早い段階で正確に情報収集するようにしていますか
- ☑ インシデント・アクシデント報告やヒヤリハット報告ができる体制になっていますか
- ☑ インシデント・アクシデント・ヒヤリハットの記入基準が、スタッフ全員に周知されていますか
- ☐ 定期的にインシデント・アクシデント・ヒヤリハットの事例検討解決策を講じていますか
- ☐ 記録物は、部外者の目に触れることのないように保管・管理されていますか

考えかた

　訪問看護を行った際には、必ず「訪問看護記録書Ⅱ」を記載します。それと同様に、暴力・ハラスメントに関する記録も行いましょう。訪問看護は看護師等が単独で訪問するため、実践が他者に見えにくいという特徴があります。記録に残すことで、訪問看護を実施した証拠になり、同時に、現場で何が起こったのかを証明するものとなり得ます。暴力・ハラスメント専用の記録用紙を準備しておくと、スタッフ全員が同じ基準で記載することが可能になります。発生場所、発生日時、状況、被害状況などを簡潔に記載します。

また、訪問時の記録だけでなく、利用者や家族からの電話相談、主治医や関係職種との連絡内容などの記録を残しておくことは、情報共有のために必要なことです。訪問看護記録は、利用者や家族の求めがあれば開示しなければならないものであり、法的な問題が生じた場合には証拠資料にもなります。

　訪問看護事業所が算定する、訪問看護管理療養費の要件の1つに「安全な提供体制の整備」があります。これは、安全管理に関する基本的な考えかたや事故発生時の対応方法が文書化されていること、訪問先等で発生した事故・インシデント等が報告され、その分析を通した改善策が実施される体制が整備されていることとされています。この安全な提供体制には、暴力・ハラスメントに関する体制も含まれています。危害が生じた場合だけではなく、「恐怖を感じた」「殴られそうになり、身の危険を感じた」という事柄から、「利用者家族に〇〇と言われ不快だった」ということであっても、インシデントやヒヤリハットとして報告でき、そのことを看護師の主観ととらえるのではなく、なぜそう感じたのか、なぜそのような行為をするのか、どんな危険があるのかなどを明確にして、暴力・ハラスメントを未然に防ぐことができるよう、組織的に考えられる土壌をつくることが大切です。それは看護師を守るだけではなく、利用者やその家族を守ることにもつながるからです。そのためには、なぜヒヤリハットを書くのか、どのようなことを記入するのか、などを組織内で取り決めて、検討する時間を確保する必要があります。

　暴力・ハラスメント専用の記録やインシデント・アクシデント報告、ヒヤリハット報告の内容は、項目別に集計して整理することで、暴力・ハラスメントを起こしやすい訪問場所や環境、態度、引き金になるリスクについて把握し、介入方法の検討、リスクを回避して被害を最小限に食い止める、または早期解決に導くことに役立てることができます。

　また、このような記録物は、利用者の個人情報が書かれています。事業所内の共有のためにスタッフ全員がいつでも見ることができるようにしておくことは大切ですが、同時に、部外者の目に触れることのないよう、セキュリティーに配慮して保管・管理する必要があります。

4 マニュアルのつくりかたと注意事項

1 マニュアル作成の必要性

　暴力・ハラスメントを受けることにより、事業所のスタッフは、身体ばかりでなく、人格や尊厳を傷つけられます。そのことによって、仕事への意欲や自信をなくしたり、心の健康の悪化を引き起こしたりして、場合によっては休職や退職につながることもあります。また、職場全体のケアの質にも悪影響を及ぼす可能性があります。これは、訪問看護事業所にとって、経営悪化や大切な人材の損失につながることになります。

　暴力・ハラスメントのマニュアルがあることで、これらの損失を回避するだけでなく、スタッフ一人ひとりの尊厳や人格が尊重される環境が整えられ、働きやすい職場で活力のある仕事ができるようになります。また、暴力・ハラスメントへの対応方法が統一されることにより、管理者やスタッフの対応がスムーズにでき、未然に暴力・ハラスメントを予防することで、利用者や家族と良好な関係性を築きながら、安全に安心して訪問看護活動を行える職場になるというメリットがあります。

　訪問看護における暴力の危険性（p10 第1章 **表1**）について十分に配慮しながら、暴力・ハラスメント対策の基本方針として述べた（第1章2）、①安全に安心して訪問看護活動を行うことのできる職場環境を組織的に整備する、②管理者もスタッフも守られる環境づくりを行う、③利用者・家族との信頼関係を築いて、暴力・ハラスメントを予防する、ことを実現するための方法の1つとして、「暴力・ハラスメントの対応マニュアル」を作成し、現場で活用しましょう。

2　マニュアル作成の目的

　マニュアルを作成する目的は、以下の通りです。
　1つ目は、暴力・ハラスメントであるかどうかの判断や対応方法などについて標準化することです。そのことにより、どの訪問看護師であっても統一した判断や対応が可能になります。
　2つ目は、対応方法を可視化することです。そのことにより、訪問看護師がより具体的な行動レベルで対応方法を理解でき、実際の場面で自信をもって対応できます。
　3つ目は、組織として対応することを位置づけることです。暴力・ハラスメントの判断や対応を、個人としてではなく、組織として行っているという後ろ盾を得ることによって、訪問看護師は躊躇なく、安心して行動することができます。
　4つ目は、利用者や家族に協力を得るための材料にすることです。そのことにより、利用者に安全な訪問看護サービスを提供するために守ってほしいルールや決まりごとなどを伝えやすくなり、お互いの協力関係や信頼関係のもとに訪問看護活動を行うことにつながります。

3　マニュアルの作成方法

　マニュアルの作成にあたっては、事業所の管理者だけで作成するのではなく、スタッフ全員の話し合いのもと、その意見や合意によって作成することが重要です。出来上がったマニュアルの説明を受けるだけでなく、スタッフ全員が一緒につくり上げることで、マニュアル内容の一つひとつの意味するところや具体的な対応方法について共通認識ができます。また、自分たちでつくり上げたからこそ、マニュアルへの愛着がわき、その存在を意識化でき、実践への意識も高まります。
　以下に、マニュアル作成の手順、ポイント、具体的なマニュアル項目例を示します。

1 マニュアル作成の手順

① マニュアル作成の中心となるスタッフを決める

　マニュアルはスタッフ全員で作成したほうがよいですが、人任せにならず、段取りよく進めていくために、マニュアル作成の担当者を決めましょう。

② マニュアルの仕様を決める

　マニュアルはできて終わりではなく、必ず改訂が必要になります。電子媒体で作成しておくと、追加や訂正が容易です。紙で印刷されたマニュアルについては、バインダー方式にし、項目ごとに1枚の紙を使用するようにすると、追加や改訂の際にその部分だけを差し替えられるので便利です。

③ マニュアル作成のスケジュールを決める

　完成時期のゴールを決め、そこからさかのぼって、作業工程表を作成しましょう。その上で、スタッフ間の役割分担をするとよいでしょう。

④ 暴力・ハラスメントに関する情報やマニュアルを収集する

　事業所に既存のマニュアルや他の事業所のマニュアル、看護協会や訪問看護ステーション協議会などで作成され公表されているマニュアル、訪問看護に関する書籍・文献など、先行してつくられているマニュアルなどがネット上などで情報収集できます。一から作成するのは手間も時間もかかります。使えそうな情報は積極的に活用しましょう（表2）。

⑤ マニュアルの構成を決める

　マニュアル全体の構成を決めます（以下に記述するp49 3 を参照）。この際、文字やページ数が多いと使われにくくなるので、できるだけシンプルな内容を心掛けます。

⑥ 事業所内における暴力・ハラスメントの実態把握をして、職員全員で話し合いながらマニュアルを完成させる

　マニュアルは、現場で実践されてこそ、その存在意義があり、生きたマニュアルになります。また、実態を把握し分析をすると、新たな発見ができる場合が多くあります。収集した情報をすべて持ち寄り、KJ法（カードに記入した情報をグループごとにまとめる方法）などを活用し、職員一人ひとりの経験を言語化してマニュアルに生かしましょう。その積み重ねにより、事業所内の共通言語・共通認識が醸成されていきます。

第2章 暴力・ハラスメント対策に関する事業所体制の整備

表2　暴力・ハラスメント対応に関する参考マニュアルと関連情報

■マニュアル参考ウェブサイト
- 兵庫県看護協会．訪問看護師・訪問介護員が受ける暴力等対策マニュアル Ver.1
  https://www.hna.or.jp/for_nurses/n_visiting_nursing/against_violence/entry-1526.html
- 日本看護協会．保健医療福祉施設における暴力対策指針―看護者のために―．
  https://www.nurse.or.jp/home/publication/pdf/bouryokusisin.pdf
- 日本看護協会．看護職の健康と安全に配慮した労働安全衛生ガイドライン：ヘルシーワークプレイス（健康で安全な職場）を目指して．
  https://www.nurse.or.jp/nursing/shuroanzen/safety/hwp_guideline/index.html
- 国際看護師協会．ICN ガイドライン 職場における暴力対策ガイドライン．2007 年改訂版．東京，社団法人日本看護協会，2007, 1-18.
  https://www.nurse.or.jp/home/publication/pdf/icn_02.pdf
- 住民からの暴力や不当クレーム等に対峙する地域保健従事者の日常活動の「質」を保証する組織的安全管理体制の構築に関する研究班．
  地域保健福祉領域において従事者が住民から受ける暴力防止のためのマニュアル 暴力防止マニュアル 第 2 版．厚生労働科学研究費補助金（平成 23 年〜 25 年）（健康安全・危機管理対策総合研究事業）．2014.
  http://www.go-go-hokenshi.com/modules/bulletin/index.php?page=article&storyid=7
- 厚生労働省．パワーハラスメント対策導入マニュアル：予防から事後対応までサポートガイド．第 3 版．
  https://www.no-pawahara.mhlw.go.jp/pdf/pwhr2018_manual.pdf
- 厚生労働省．事業主の皆さん 職場のセクシュアルハラスメント対策はあなたの義務です！！
  https://www.mhlw.go.jp/file/06-Seisakujouhou-11900000-Koyoukintoujidoukateikyoku/00.pdf
- 在宅ケアを受ける患者・家族からの暴力・ハラスメント防止方策の構築
  http://www.miki-kmu.com/

■マニュアル参考書籍
- 全国訪問看護事業協会 編．訪問看護の安全対策：マニュアルの作成とヒヤリハット報告書の活用．第 3 版．日本看護協会出版会，2017.
- 全国訪問看護事業協会 編．訪問看護ステーションの災害対策：マニュアル作成と実際の対応．日本看護協会出版会，2009.
- 宮崎和加子編著．在宅ケアリスクマネジメントマニュアル．第 2 版．日本看護協会出版会，2016.

■その他参考書籍
- DVD ブック　医療職のための包括的暴力防止プログラム．包括的暴力防止プログラム認定委員会 編．医学書院，2005
- 暴力事故防止ケア．鈴木啓子ほか編著．精神看護出版，2000.
- ストップ！病医院の暴言・暴力対策ハンドブック．相澤好治監，和田耕治編．メジカルビュー社，2008.
- 患者トラブル解決マニュアル．日経ヘルスケア編著．日経 BP 社，2009.
- 事例で読み解く　看護職が体験する患者からの暴力．三木明子ほか編．日本看護協会出版会，2010.
- 医療機関における暴力対策ハンドブック．和田耕治編．中外医学社，2011.
- ひとコマイラストでわかる！ 医療安全学習にそのまま使える ガマンしない、させない！　院内暴力対策「これだけは」．三木明子 編著．坂本すが 編．メディカ出版，2017.

⑦ マニュアルを職員間で共有してブラッシュアップする

　マニュアルの内容をチェックする場をもちましょう。出来上がったマニュアルを運用する中で、使いにくい点や不足している内容を見つけることができます。事例発生ごとに事例検討をして、そのときに話し合って決めた解決策や対応を追加・修正していきます。運用しながら常に現状に沿った「使えるマニュアル」にしていきましょう。

　また、発生時のシミュレーション、ロールプレイ、トレーニングなどを行うことで、マニュアルの存在そのものをスタッフに意識させ、自分たちの行動を振り返る機会となり、事業所で取り決めたルールを守りながら暴力・ハラスメントの予防や対応をすることにも効果的です。

2 マニュアル作成のポイント

　マニュアルは最初から完璧である必要はありません。初めからクオリティーや完成度の高いものを目指してしまうと、なかなか着手できない、なかなか出来上がらないということになってしまいます。できるところややりやすいところから始める、できたところから運用してみるなど、達成感を得られやすい方法で作成することが成功のコツです。表3 に示すマニュアル作成のポイントを参考に、過不足を補いながら、徐々に精度を高めていきましょう。

表3　マニュアル作成のポイント

- 誰のためのマニュアルなのかを明確にする
- どこまでをマニュアル化するのか決める
- 対応方法をフローチャートなどで示す
- わかりやすい、平易な表現で記載する
- 誰が、いつ、何をしたらよいかなど、具体的な行動レベルで示す
- 考えかたの軸（判断のものさし）を示す
- なぜそうするのか、行動の意味を伝えられる表現で示す
- 確認点などはチェックリストなどを活用する
- 事例などを盛り込み、業務と結びつけられるような工夫をする
- 利用者や家族との信頼関係を築くことの重要性を盛り込む
- 定期的な学習会でマニュアルを意識化する

3 具体的なマニュアル項目例

マニュアルに掲載する具体的な項目例を以下に示します。

①組織としての考えかた
②マニュアルの活用方法
③用語の定義：暴力・ハラスメントの定義や範囲
④暴力・ハラスメントへの対策（知識と平常時の対応）
- 暴力・ハラスメントに関する基本的知識
- 法人・事業所の責任者・管理者の責務と役割
- スタッフの責務と役割
- リスクアセスメントの内容と方法

⑤暴力・ハラスメント対応の実際
- 対応フロー
- 発生時の対応
- 発生後の対応

⑥相談窓口
⑦事例集
⑧参考資料

引用・参考文献

1) 厚生労働省．事業主の皆さん 職場のセクシュアルハラスメント対策はあなたの義務です！！
https://www.mhlw.go.jp/file/06-Seisakujouhou-11900000-Koyoukintoujidoukateikyoku/00.pdf
2) 的場 圭．「しかたない」ですまさない精神科病棟のハラスメントに対する風土づくり．看護展望．43(8)，2018，39．
3) 日本看護協会．保健医療福祉施設における暴力対策指針―看護者のために―．
https://www.nurse.or.jp/home/publication/pdf/bouryokusisin.pdf (参照2018-12-4)
4) 社会保険研究所．介護保険・医療保険 訪問看護業務の手引．平成30年4月版．東京，社会保険研究所，2018，776p．
5) 厚生労働省．パワーハラスメント対策導入マニュアル：予防から事後対応までサポートガイド．第3版．
https://www.no-pawahara.mhlw.go.jp/pdf/pwhr2018_manual.pdf (参照2018-11-16)
6) 三木明子 編著．ひとコマイラストでわかる！ 医療安全学習にそのまま使える ガマンしない、させない！ 院内暴力対策「これだけは」：あらゆる暴力への対応を掲載 現場から17の取り組み例を紹介．坂本すが 編．東京，メディカ出版，2017，176p (医療安全BOOKS6)．
7) 兵庫県看護協会．訪問看護師・訪問介護員が受ける暴力等対策マニュアル Ver.1.
https://www.hna.or.jp/for_nurses/n_visiting_nursing/against_violence/entry-1526.html (参照2018-11-16)
8) 全国訪問看護事業協会 編．訪問看護の安全対策：マニュアルの作成とヒヤリハット報告書の活用．第3版．東京，日本看護協会出版会，2017，288p．
9) 全国訪問看護事業協会 編．訪問看護ステーションの災害対策：マニュアル作成と実際の対応．東京，日本看護協会出版会，2009，148p．

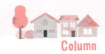

日本看護協会が推進するヘルシーワークプレイス

公益社団法人 日本看護協会 常任理事　荒木暁子

　日本看護協会では、看護師の働く環境改善に向けてこれまでも活動しておりましたが、2018年4月に『看護職の健康と安全に配慮した労働安全衛生ガイドライン　ヘルシーワークプレイス（健康で安全な職場）を目指して』を改定し、公表しました。看護師が生涯を通じて健康に働き続けられるために、業務上の危険の理解とその対処、心身共に健康な状態で看護にあたるための、健康づくりの2つの視点をもつこと、それを両輪として、看護職が自らの職場環境を健康で持続可能なものにしていくよう呼び掛けています[1]。

● 看護職の健康と安全に配慮した労働安全衛生ガイドライン

1）ヘルシーワークプレイスとは

　今回の改定では、看護を取り巻く社会の変化を踏まえて新たな課題への取り組みとして、国の働き方改革の流れの中で、また、国連の「持続可能な開発目標（Sustainable Development Goals：SDGs）」を受けた国際看護師協会（ICN：International Council of Nurses）の呼び掛け、世界保健機関（WHO）の「ヘルシーワークプレイス」の考えかたをくんでいます。

　保健・医療・福祉分野のヘルシーワークプレイス（健康で安全な職場）は、組織の構成員だけでなく、職場を取り巻く地域社会や、患者（利用者）も含めて、全ての人々が互いの人権を尊重しあうことを基本として成り立ちます[1]。

(1) 一人ひとりが健康で安全に自分らしく働きながら自己実現していくことができる職場環境・風土
(2) 組織が職員を業務上の危険から守り、一人ひとりの健康支援に取り組む職場環境・風土
(3) 職員と組織の活力を生み出すことで、患者（利用者）へのケアの質が向上し、社会への貢献を目指す職場

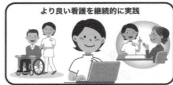

「平成29年度日本看護協会看護労働委員会答申より」

図　ヘルシーワークプレイス概念図

ヘルシーワークプレイスの取り組みは、一人ひとりの看護師がよりよい看護を継続的に実践すること、看護管理者が健康で安全な職場環境・風土をつくること、組織・施設は業務上の危険を管理し健康づくりを支援すること、地域・社会・患者（利用者）は継続的なよりよい看護実践の提供を望むという、それぞれの役割が重要です（前頁図）。

特に、訪問看護・介護の場では、利用者宅での看護提供となり、one to oneの信頼関係が基盤となります。管理者は利用者個々の特徴を把握し、看護師の実践能力とのマッチングを考慮し、教育や労務管理をする立場にありますが、管理者の細やかなマネジメントが大変重要です。訪問看護事業所は小規模であることも多く、持続可能なサービス提供を可能とすることが、利用者が安心して利用できることにもなります。また、そのサービスの持続可能性には、利用者および地域のサービスとの共同が不可欠です。

2）ヘルシーワークプレイスを実現するための5つのステップ

業務上のちょっとしたやりにくさや危険、利用者や家族の言動などに、自分だけ我慢すればいい、今だけ我慢すれば何とかやり過ごせる……、などの思いを抱きながら、我慢して働いていないでしょうか。体制づくりで大切なのは、まず目標を共有することです。患者（利用者）も自分たちも、人権を尊重しあうことがヘルシーワークプレイスの基盤です。ガイドラインでは、WHOの「ヘルシーワークプレイス：アクションモデル」[2]をご紹介しています。

ヘルシーワークプレイスを実現する5つのステップ[2]

Step1：どんな職場にしたいのか。自分たちが目指すヘルシーワークプレイスを明確化し、共有しよう！
Step2：職場の実態を把握し、課題を明確化しよう！
Step3：課題解決のためのアクションプランを作ろう！
Step4：組織全体、看護管理者、看護職一人ひとりが行動（協働）しよう！
Step5：取り組みを評価し、PDCAサイクルで次の行動に活かそう！

日々生じる問題への対処だけでなく、こういった目標を共有した継続的な取り組みは、一人ひとりの主体的な行動を引き出し、効果を定期的に評価していくことでやりがいを感じ、職場の活性化につながります。

3）業務上の危険（ハザード）

地域包括ケアシステムにおいては看護師の働く場が拡大しており、「あらゆる場」での業務上の危険について対策する必要性、また、高年齢看護師でも安全な業務が行える

ような職場環境整備を呼び掛けています。ガイドラインでは、看護師を取り巻く「業務上の危険（ハザード）」を7つの要因に分類していますが、ここでは、訪問看護に関する内容について述べます。

① 生物学的要因：ウイルス、細菌、真菌、植物など。

　市中での流行状況に注意して感染予防し、標準予防策をとるのが基本です。薬剤耐性菌の保有者や1人の利用者に複数の事業所がサービス提供している場合、法人・グループ内の対応の統一のみならず、地域のサービスでの連携や統一が必要とされています。また、多職種が関わる中で、看護師は多職種へ標準予防策やその必要性をわかりやすく説明する役割が期待されています。

② 物理的要因：電気、熱、音、不適切な換気、レーザー煙、電離放射線、非電離放射線、光、電子機器（ブルーライト）など。

　利用者宅での入浴や高温の室内、車中での熱中症などに注意し、作業時間を設定するなど予防策を講じましょう。

③ 化学的要因：消毒剤、滅菌剤、薬物、試験試薬、清掃薬剤、殺菌剤など。

　最近は、在宅での化学療法も増えており、抗がん剤の曝露防止対策に留意しましょう。『がん薬物療法における曝露対策合同ガイドライン』[3]は、在宅医療関係者を含めた指針になっておりますので、ご参照ください。特に、利用者が抗がん剤治療を受けてから48時間以内の排泄物や吐物、薬剤の付着した衣類・リネンなどの接触による曝露は、家族や訪問介護員などへの指導や、廃棄物処理時の曝露対策などでは他機関との情報共有が必要となります。

④ 人間工学的要因：患者（利用者）の移動や処置などに伴う、不安定な姿勢での作業動作などによる、筋骨格系障害など。

　居宅では、狭い空間や無理な作業環境などにより、ケア提供者の腰痛や障害のリスクが高まります。作業体制を標準化したり、補助用具（スライディングシート、リフトなど）を活用したり、ノーリフト®などの理念と方法を教育することで対策しましょう。

⑤ 交通移動要因：通勤や業務のための交通移動に伴う危険。

　重大なリスクであり、人材の確保・定着などにも影響します。ガイドラインでは、交通危険情報をマッピングで共有する事例などを紹介しています。

⑥ 勤務・労働時間要因：勤務形態や労働時間の長さなど。

　訪問看護は、夜間の緊急呼び出しに備えての自宅待機（オン・コール）や、通常時間外の夜間や休日の電話対応、訪問要請への対応がとられ、利用者・家族の安心につながっています。一方で、このような業務形態と頻度が負担となり、離職などの原因となる場合もあります。夜間対応した翌日の勤務への配慮や、経験の少ない看護師の緊急対応に対する重層的支援などが期待されます。

⑦ 心理・社会的要因：患者（利用者）・同僚および第三者による暴力、ハラスメント、精神的ストレスなど。

　訪問看護が居宅サービスであるという特徴、利用者・家族、訪問看護師や訪問介護員の心理とその相互作用などが影響しあい、暴力・ハラスメントのリスクを高めます。利用者・家族への説明、ケアマネジャーをはじめとした多職種との情報共有と事業所の体制づくりなど、管理者の役割は重要です。

　その他、日本看護協会では在宅・介護施設領域を看護師職能委員会Ⅱとして、現場の課題集約を目的として組織しています。2018年度は、管理者が考えるべき労働者および療養者のリスク管理について検討しています。

● 訪問看護師の皆さんへ

　訪問看護は、経験豊かな看護師がきめ細やかなサービスを提供している小規模事業所も多く、一度何らかの有害事象や事故が起こると、離職や風評被害などにより、事業所の存続に関わる状況に発展するリスクもはらんでいます。安全を守る視点や組織としての体制づくりが重要です。ガイドラインの基本的な考えかたを理解して、職員一丸となって取り組んでいただくことを期待します。

　また、訪問看護師は業務上の危険（ハザード）を理解し、対応策を講じられる存在として、対応策を多職種に伝え守る役割も期待されています。また、利用者の多様化、疾患や在宅における治療が複雑化・高度化する中では、医療機関や専門性の高い看護師（専門看護師や認定看護師など）と連携・協働することも有効でしょう。

引用・参考文献
1) 日本看護協会．看護職の健康と安全に配慮した労働安全衛生ガイドライン：ヘルシーワークプレイス（健康で安全な職場）を目指して．
https://www.nurse.or.jp/nursing/shuroanzen/safety/hwp_guideline/index.html（参照2018-10-31）
2) World Health Organization：Healthy Workplaces：a Model for Action. For Employers, Workers, Policy-makers and Practitioners, 2010. http://www.who.int/occupational_health/publications/healthy_workplaces_model_action.pdf1
3) 日本がん看護学会 ほか編．がん薬物療法における曝露対策合同ガイドライン．
http://jscn.or.jp/kanko/book/gl_book01.pdf（参照2018-11-5）
4) 梶原真由美．特集1 在宅での抗がん薬の曝露予防 他職種・他機関との連携で大切な指導と情報共有．コミュニティケア．20（2），2018，21-3.

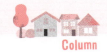

暴力・ハラスメントへの取り組みは、自分と他者を大切にすること

医療法人社団慈恵会 北須磨訪問看護・リハビリセンター 所長　藤田 愛

　2004年の開業以来、利用者に信頼されることや訪問看護師が利用者に対して提供する看護の質を上げることに必死でした。利用者から看護師が受ける暴力・ハラスメントについては、あまり重視をしていませんでした。むしろ病気のせいで暴力を抑制できないせい、病気のつらさのせい、介護に伴うストレスのせいと背景を理解し、受け入れることと認識していました。

　悪質な暴力を幾度と経験する中で、自分の中で心の糸が切れ「もう限界」という心の声が聞こえて、前に進めなくなりました。そのとき初めて、看護師たちが筆者に、利用者から受ける暴力を怖い、痛い、つらいと声にあげてくれていたのに聞き流していたことを鮮明に思い出しました。何が要因であれ、所長を信頼して上げてくれたSOSの声でした。どうして気づけなかったのか。しばらく自分の至らなさを責める時間が続きました。そして、利用者への看護を守ることと、看護師を暴力・ハラスメントから守ることは、同じなのであるという考えに至りました。しかし、1人でこの問題を解決するには知識も十分ではありませんでした。そこで、現場の実態や苦悩を知ってもらい、教育の機会や管理者を支える仕組みが必要であると思うようになりました。2011年11月に他の事業所の所長、弁護士、警察官OB、大学勤務の研究者などに声を掛け、「訪問看護師等が利用者・家族から受ける暴力対策検討会」（通称コードホワイト）を立ち上げました。さまざまな形での、暴力についての勉強や事例検討を行っています。

　毎日、命にかかわることと向き合い、24時間体制で対応している訪問看護師たちがいます。元気よく「行ってきます」と訪問に向かう看護師たちが、お昼に事業所に戻り、さまざまな利用者のエピソードを楽しそうに語り合っている姿は、いちばん和む時間です。1日が終わり、看護師たちがそれぞれの家庭に帰っていくときには、1日無事に終わったことに安堵します。

　これから先も、暴力・ハラスメントはなくなることはないでしょう。だからこそ、私たちはそのリスクを認識し、対策を講じます。たとえ、それが病気のせいや介護のつらさゆえに起きていることでも、私たちが1人の人間として感じた怖さやつらさを心に留めず、誰かに安心して語れる場が必要です。対策を講じること、自分に生じたありのままの気持ちを大切にすることが、自分と利用者への看護を大切にすることにつながります。

　暴力・ハラスメントへの取り組みは、誰かを責めることではなく、自分と他者を大切にすることが根源です。多くの皆さまのお力添えをいただいて、訪問看護師たちが安全な環境で、安心して利用者や家族への看護を発揮できることを心より願います。

第 3 章

暴力・ハラスメントの現場対応のポイント

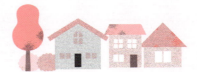

1 現場で起こっていること

1 在宅ケアの現場で暴力・ハラスメントの問題が取り上げられるようになって

　訪問看護師に対する暴力と暴力対策に関する文献レビュー[1])によると、2006年から2015年までに、質的研究（面接法、質問紙の自由記述を質的帰納的に分析）や精神科訪問看護ステーションで行われた研究が主でした。掲載年が最も古い論文が2006年ということからわかるように、在宅ケアの現場で暴力・ハラスメントの問題が取り上げられ、研究論文として発表されるようになったのは、日本では最近のことです。そして、当事者である訪問看護師や管理者だけでなく、**表1**に示すように、他職種や専門家が声をあげるようになってきました。ただ、雑誌でこの暴力・ハラスメントの問題について、特集が組まれるようになったのはわずか2年前のことです。

2 現場で起こっている暴力・ハラスメント被害の実態

　訪問看護師が被る暴力・ハラスメントの実態調査の結果を**表2**（p58）に示しました。測定期間は全業務期間または過去1年間であり、暴力・ハラスメントの定義も研究によって異なります。そのため、単純に経験率を比較することが難しい状況です。また、回収率を示していませんが、暴力・ハラスメントの実態調査に協力する人は、何らかの暴力・ハラスメントを経験している可能性が高く、回答バイアスが大きいことが十分に考えられます。つまり、回答したい人が暴力・ハラスメントの経験率を高くしている可能性

表1 在宅ケアの現場で取り上げられた暴力・ハラスメントの問題

テーマ（著者名）	雑誌	発行年
【特集：あなたなら、どう対応する？ 訪問看護におけるトラブル】 ・利用者家族による薬物混入の暴力被害への対応（藤田愛） ・教育・組織内の連携・早期発見がトラブルへの対応の鍵（村崎郁子・牛渡君江） ・相談しやすい環境づくりで職員の不安を軽減（西田佐知） ・暴言・暴力のある利用者にチーム力で対応（松永薫） ・訪問看護におけるトラブルの実態と対応のあり方（武ユカリ）	コミュニティケア．18（2）日本看護協会出版会．	2016
【特集：訪問看護師が経験する「暴力」―どんな実態があって、何をすべきなのか】 ・「暴力」の問題に取り組まざるを得なくなった日からの歩み（藤田愛） ・現場で考える「暴力」の問題（1）個別問題とせず、広い議論を（遠藤理恵） ・現場で考える「暴力」の問題（2）見えづらさを認識して対策を（山崎和代） ・介護現場にある「ケアハラスメント」（篠崎良勝） ・現場で考える「暴力」の問題（3）介護にも暴力の問題あり（徳山聡美） ・「暴力の被害を受けた人」を理解できていますか？ 暴力の被害にあったスタッフへの対応（三木明子） 【在宅ケアの場の「暴力」について、私はこう考える】 ・サービス提供を拒むことに問題はないのか（尾内康彦） ・リスクの大きさを社会全体で直視し、対策の検討が必要（林 千冬） ・研究事業を通して実現したい3つのこと（清崎由美子） ・複数名訪問の普及が暴力抑止の鍵（石田昌宏） ・訪問看護師に優しい環境が、優しい地域をつくる（佐藤美穂子）	訪問看護と介護．22（11）医学書院．	2017
【特集：在宅ケアの現場における暴力・ハラスメントの問題】 ・訪問看護師および訪問介護員における暴力の実態と取組みの動向（三木明子） ・訪問看護・訪問介護の現場における暴力の問題 　―弁護士の立場から―（福田大祐） ・訪問看護師が受ける暴力・ハラスメントの実態調査 　―ストレスを受けやすい職場特性についての考察―（武ユカリ） ・在宅ケアの現場における暴力・ハラスメントの問題と対策 　―介護支援専門員の立場から―（西村哲雄） ・訪問看護師・訪問介護員のための暴力の危険要因チェックリストの作成に向けて 　―メンタルヘルス不調を防ぐために―（庵地雄太） ・在宅ケアにおける暴力・ハラスメントの問題とメンタルヘルス不調 　―医師の立場から―（清水政克） ・訪問看護ステーションの管理者として体験した暴力の問題とその取組み（藤田愛）	産業精神保健．26（1）日本産業精神保健学会．	2018
【特集：ハラスメントから看護師を守る：当事者を支える組織づくり（編集／三木明子）】 ・ハラスメントの実態と支援対策：訪問看護ステーションの管理者の立場から（小菅紀子） ・訪問看護師のハラスメントに対する支援ニーズとは〜患者からの暴力・ハラスメント対応研修を実施して〜（武ユカリ・三木明子）	看護展望．43（8）メヂカルフレンド社．	2018

や、関心があり正しい認識をもっている人が回答する傾向があるということです。いずれにしても、在宅ケアの現場で、訪問看護師は暴力・ハラスメント被害を経験しているという事実は明らかです。

表2 訪問看護師が被る暴力・ハラスメントの実態調査の結果

著者	対象	結果
武ら[2]	全国の事業所のうち無作為に600カ所を抽出し、質問紙を回収できた207部	・モンスターペイシェントに関する調査（理不尽な言動、感情的な言動、悪意・敵意がある言動、身体的暴力）。 ・全業務期間における制度上できないことを要求：50.3％（76人）、怒鳴る：61.5％（96人）、費用支払の不満・拒否：25.8％（23人）、身体的暴力：33.3％（69人）。 ・組織的な対策について、身体的暴力では特に対策はとられていない：56.5％、契約書に暴力防止について明記されている：20.3％、防止対策マニュアルがある：18.8％、契約時に暴力防止を口頭で説明している：4.3％。
林ら[3]	兵庫県の83施設の訪問看護師358人	・暴力の実態調査（暴言・暴力・セクシュアルハラスメント）。 ・全業務期間における利用者・家族・親族等からの暴力等を受けた経験率：50.3％（180人）。 ・暴力の内容で最も多かったのが、威圧的な態度をとられる：88件、侮辱する言葉を投げつけられる：81件、叩かれる・殴られる・蹴られる：51件、嚙みつかれる・引っ掻かれる・つねられる：51件、理不尽な要求を繰り返される：40件の順。
三木ら[4]	A団体の64事業所の職員491人 （訪問看護師395人）	・暴力・ハラスメントの実態調査（身体的暴力、精神的暴力、セクシュアルハラスメント）。 ・全業務期間における訪問看護師が受けた患者からの身体的暴力・精神的暴力・セクシュアルハラスメントの経験率：68.4％（270人）、過去1年間の経験率：44.6％（176人）。 ・全業務期間における訪問看護師が受けた家族からの身体的暴力・精神的暴力・セクシュアルハラスメントの経験率：28.4％（112人）、過去1年間の経験率：11.2％（44人）。 ・過去1年間の訪問看護師が受けた患者からの身体的暴力の経験率：18.1％（71人）、精神的暴力：25.6％（100人）、セクシュアルハラスメント：25.4％（100人）。 ・暴力等の被害により離職意向あり：29.7％（79人）、身の危険を感じた：18.6％（60人）。 ＊無回答を除外し割合算出
江藤ら[5]	A県の52の訪問看護ステーションのスタッフ272人	・ハラスメントの実態調査（性的嫌がらせ、ストーカー行為、物品の破壊行為、脅迫、不当な要求など）。 ・全業務期間におけるハラスメント経験率：61.32％（149人）、過去1年間：43.21％（105人）。 ・最も深刻なハラスメントを受けたことによるPTSDハイリスク状態＊：12.59％（17人）。 ＊IES-R25点以上
全国訪問看護事業協会	全国訪問看護事業協会加盟事業所の訪問看護師3,245人	・暴力・ハラスメントの実態調査（身体的暴力、精神的暴力、セクシュアルハラスメント）。 ・全業務期間における利用者・家族からの身体的暴力の経験率：45.1％（1,389人）、精神的暴力：52.7％（1,616人）、セクシュアルハラスメント：48.4％（1,481人）。 ・過去1年間における利用者・家族からの身体的暴力の経験率：28.8％（913人）、精神的暴力：36.1％（1,140人）、セクシュアルハラスメント：31.7％（994人）。 ・暴力等の被害により仕事を辞めたいと思った：25.8％（521人）。

第3章 暴力・ハラスメントの現場対応のポイント

引用・参考文献

1) 石井春美ほか．訪問看護師に対する暴力と暴力対策に関する文献レビュー．日本在宅看護学会誌．6(2)，2018，83-91．
2) 武ユカリほか．在宅ケアにおけるモンスターペイシェントに関する調査：2008年度在宅医療助成一般公募(前期)完了報告書．http://www.zaitakuiryo-yuumizaidan.com/data/file/data1_20091002032834.pdf (参照2018-12-19)
3) 林千冬ほか．訪問看護師が利用者・家族から受ける暴力の実態と対策：兵庫県下における実態調査の結果から．訪問看護と介護．22(11)，2017，847-57．
4) 三木明子ほか．訪問看護師等が患者やその家族から受ける暴力・ハラスメントの実態調査．看護展望．43(8)，2018，45-51．
5) 江藤由美ほか．訪問看護ステーションにおける看護職員の患者・家族ハラスメントの実態．日本医療マネジメント学会雑誌．18(4)，2018，247-51．

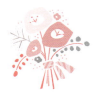

2 諸外国での在宅ケアスタッフを守るための暴力防止対策

1 諸外国の文献から見る暴力防止対策

　在宅ケアが医療の中心となっている諸外国では、在宅ケアスタッフを守るための暴力防止対策が進んでいます。ここでは対象を訪問看護師に限定せずに、在宅ケアに関わるスタッフに広げて、諸外国の暴力防止対策の概要を解説します。

　筆者を含めた研究グループでは、MEDLINE（MEDLARS Online：MEDical Literature Analysis and Retrieval System Online）、CINAHL（Cumulative Index to Nursing and Allied Health Literature）といった文献検索ツールを用いて、諸外国の文献を読んできました。その内容をまとめ、「在宅ケアスタッフを守るための諸外国での暴力対策」[1]と「諸外国の在宅ケアスタッフに対する暴力のリスクアセスメントツールと暴力防止プログラムの評価」[2]と題して、発表してきました。詳細は、これらの文献を参照いただきたいのですが、ここでは、追加や補足を加え、日本でも参考になると筆者が考えた暴力防止対策について紹介します。

2 在宅ケアスタッフを守るための諸外国における包括的暴力防止対策

　諸外国の包括的暴力防止対策を表1に示しました。参考までに、筆者のp89第3章4のスライド11「包括的な暴力防止対策のポイント」を、比較として載せています。

　1つ目が、**「全スタッフにフル充電の携帯電話をもたせる」**です。携帯電話は命綱でもありますが、訪問看護師に限らず、訪問時に全スタッフにフル充電の携帯電話をもたせているでしょうか。いつでもどこでも連絡がとれるよう、

表1　在宅ケアスタッフを守るための包括的暴力防止対策の比較

諸外国の包括的暴力防止対策	三木の包括的暴力防止対策
1. 全スタッフにフル充電の携帯電話をもたせる	1. 組織の安全文化・風土づくり
2. 防犯ブザー、警笛、フラッシュライトを準備する	2. 警備体制の強化
3. 治安の悪い地域での2人訪問またはセキュリティーサービスを活用する	
4. 暴力に対するゼロ・トレランス・ポリシーを周知する	3. トップの暴力防止に向けた明確な方針の提示
5. スタッフの安全、暴力の報告、警察通報に関する方針と計画があることを保証する	
6. あらゆる暴力を報告する体制がある	4. 対応マニュアル・ガイドラインの改訂
7. 雇用時と年1回は暴力と安全に関する研修を行う	5. 職員の研修・教育の実施

　個々で安全体制を考える文化・風土づくりが必要です。諸外国では携帯電話のGPS（Global Positioning System）を用いて、在宅ケアスタッフの位置情報を確認し、予定訪問終了時間に連絡がない場合、スケジュール通りに戻らない場合には、警察や警備員などに連絡をして対応を依頼します。管理者は、スタッフの訪問スケジュール（時間・場所など）を把握し、スタッフがいつ戻るかを確認しておきます。訪問するスタッフはスケジュール通りの行動をとり、各訪問前後に管理者に報告します。

　2つ目が、「**防犯ブザー、警笛、フラッシュライトを準備する**」です。24時間訪問巡回サービスを提供している場合には、個人の安全を守るための保護具を準備する必要があります。暴力発生時に電話で助けを呼ぶよりも、手持ちの警報装置を押すと事業所や警察に連動するというシステムがあるほうが、より安全性が高いです。また、車の盗難を防止するために、車内に護身用の塩や唐辛子スプレーを置いているケースもあります。

　3つ目が、「**治安の悪い地域での2人訪問またはセキュリティーサービスを活用する**」です。諸外国では、犯罪が多発する地域では夜間訪問は原則しない、あるいはリスクに備えて2人訪問をする体制があります。訪問時間、訪問場所、利用者の健康問題、暴力既往の有無や暴力の可能性に関して、スタッフが不安を感じたときに2人訪問をすることを決定できる体制です。2人での訪問が難しい場合、セキュリティーサービスの利用（警備員同行）や警

察官の同行を推奨しています。

　4つ目が、「暴力に対するゼロ・トレランス・ポリシーを周知する」です。ゼロ・トレランス（zero-tolerance）・ポリシーの「tolerance」は寛容を意味し、不寛容、無寛容、非寛容と訳され、細部まで罰則を定めそれに違反した場合は厳密に処分を行う方針のことです。全米で広がった教育方針で、ルールを破った生徒に容赦ない罰則を与え、荒廃した学校の再建に成功した例があるようです。学校現場のゼロ・トレランス・ポリシーは、①銃刀および武器になり得るものまたはその模倣品、②暴力、③薬物、タバコ、アルコールについて、適用されます。つまり、暴力に対するゼロ・トレランス・ポリシーは、この問題に対して毅然と対応する意思表明をし、それを周知することで、暴力を発生させないようにする取り組みといえます。

　5つ目が、「スタッフの安全、暴力の報告、警察通報に関する方針と計画があることを保証する」です。トップはスタッフを守る、暴力は報告してよい、必要時は警察に通報してよいという方針を明示し、そのような計画があることを保証します。

　6つ目が、「あらゆる暴力を報告する体制がある」です。深刻な影響がない小さな暴力でも曖昧にせず、あらゆる暴力をインシデントとして報告させることを推奨しています。

　最後に、「雇用時と年1回は暴力と安全に関する研修を行う」です。入職時と年に1回の暴力防止のためのトレーニングを行うことを決め、実施しています。トレーニングの内容は表2に示します。

表2　暴力防止のためのトレーニング内容

- 事業所の暴力安全指針
- リスク要因（労働環境と周囲の安全性）
- 暴言の認識方法
- 違法薬物の認識方法
- 暴力の徴候・言動の評価方法
- 暴力の予防方法
- 言語的ディエスカレーション技術
- 怒っている利用者の対応
- 暴力の可能性がある家族への対応

第3章 暴力・ハラスメントの現場対応のポイント

3 管理者が訪問サービス開始前に行うべきこと

　安全管理では、管理者とスタッフで安全委員会を構成し、インシデントレポートで訪問地域の分析を行うこと、トレーニングプログラムを評価することが重要です。日頃より、訪問地域との関係性を構築しておき、スタッフの安全確保のために、訪問地域の評価を事前に行っておきます。また、管理者が入院中の患者のところに出向き、表3 の①②の内容が記載されたフォームを渡し、説明後に患者に同意書に署名してもらいます。こうすることで、サービス開始前から、ケアが提供される場所の武器を取り除き、安全な場所に保管するように最低限要求することができるのです。また、利用者に暴力の既往がある場合には、カルテに赤い付箋を貼るなど、スタッフに注意喚起を促します。

表3　管理者が訪問サービス開始前に行うべきこと

1. 訪問地域との関係性の構築
2. 訪問地域の安全性の評価
3. 入院中の患者に安全基準に関する説明と同意の取得
　　① 目に見える武器、動物の脅威、違法薬物、スタッフに対する言語的・身体的暴力など、安全に対する脅威とみなされるリスクを回避する
　　② 安全を守るための要求に従わなかった場合は、提供するサービスが終了する可能性がある
4. 暴力の既往はカルテにマーキングしスタッフに注意喚起

4 暴力発生のリスクをアセスメントする

　治安の悪い地域では、在宅ケアスタッフへの暴力発生のリスクが高いと報告されています。暴力発生のリスク要因については、「人的要因」「環境要因」「サービス提供者の要因」に分けて示します（次頁表4）。利用者宅でのリスクだけでなく、強盗、車の盗難などのリスクにも晒されているといわれています。訪問時のリスクアセスメントのポイントは次頁表5 に示します。

表4　暴力発生のリスク要因

人的要因（利用者と家族）

- 男性、貧困、頭部外傷の既往がある
- 精神疾患、認知症、脳外傷などの病気がある
- 不正な薬物使用、薬物乱用、アルコール依存症、薬物依存に関する情報がある
- 過去に違法行為がある
- 暴力歴、薬物やアルコール乱用の既往がある
- 訪問時に酔っている
- サービス提供者に対して不適切な発言や挑発行為、言語的攻撃がある
- 虚偽の報告がある
- 家庭内暴力がある
- 暴力（家庭内暴力、性的虐待、サービス提供者への暴力・攻撃）の可能性がある

環境要因

- 銃や致命的武器が自宅内の見える場所にある
- 訪問地域で過去に武器関連の事件があった
- 近隣と物理的に隔離された位置にある
- 訪問中の在宅人数が多い
- 暗い照明や壊れた階段、薄暗い駐車場
- 地域内に危険な場所（加罪発生）がある
- 危険な時間帯（休日、夜間など）がある
- 自宅内に危険な動物がいる

サービス提供者の要因

- 訪問時間に遅れる（利用者や家族が不満を持っている）
- 利用者・家族と文化的差異がある
- 暴力対応のトレーニングを受けていない
- 訪問看護の経験が少ない
- 1人訪問

表5　訪問時のリスクアセスメントのポイント

1. 利用者や家族を知っているか
2. 他のサービス提供者から情報を入手できるか
3. 利用者、家族の暴力歴を知っているか
4. 安全でない地域に住んでいる利用者か
5. 自分の場所を知らせるシステムはあるか
6. 携帯電話か防犯ブザーを所持しているか
7. 訪問時に同僚に連絡をとることができるか
8. ディエスカレーション技術の訓練を受けているか
9. 暴力行為者から逃げることができるか
10. ケア内容が暴力を引き起こす可能性は高くないか

第3章　暴力・ハラスメントの現場対応のポイント

5　訪問時の暴力防止対策

1　利用者宅に訪問する前

　訪問のスタッフであることがはっきりと書かれている名札やユニフォームを着用します。動きが制限される服装ではないこと、政治的・宗教的なピンバッジは着けません。常識的な靴を履き、宝石やアクセサリーを身に付けず、財布は持ち歩かず、最低限のお金と職員証を携帯します。

　利用者宅周辺の警察署の場所を把握し、利用者宅の建物内では、共用の通路を使用し、利用者の家に入る前には必ずドアをノックします。

2　利用者宅での対応方法

　出口を確認し、出口までの通路を開け、ドアを開けておくことが望ましいとされています。

　周囲に目を配ります。利用者と継続的に視線を合わせ、相手が見ることができるように顔を合わせます。手は利用者に見えるようにし、腕を組まず、指をささないようにします。利用者から腕の長さよりも少し遠くに立ち、利用者にむやみに触らず、相手に合わせて立ったり座ったりし、突然動くことはしません。

　訪問中に利用者が興奮状態となった場合、家に入る前であれば、不安を感じたら家に入らないようにします。短時間で切り上げて離れます。深刻な状況では、携帯電話を使用し管理者や警察に電話をかけます。2人以上で訪問している場合は、他のスタッフから見える静かな場所へ移動します。大声で叫んでいるときは、より穏やかに話し、コミュニケーションを維持し、議論をしようとしたら、静かに答えます。武器が見えたらすぐに離れ、暴力の状況を記録し、評価します。

3　車での注意事項

　車については会社名やロゴのある車両を使用しません。車には十分に給油をしておきます。訪問後、利用者宅を出るときに、車の鍵を手に持って出て、すぐに乗れるようにします。

運転中および駐車中はドアをロックし、可能な限り窓を閉めておきます。シートベルトを使用し、食べながら飲みながらの運転をせず、訪問先へのルートを把握し、正確で安全なルートを使います。明るい道を選び、貴重品はトランクに入れます。車から出る前に周囲の安全を確かめ、訪問かばんを準備し、片手は空けておきます。不穏な感じがしたら、助けを求め、車から降りません。車にトラブルが起こった場合は、非常灯を点滅させ、警察を待ちます。

　駐車場所は十分に明るく、障害物に囲まれていない区域で、アクセスのよい場所に駐車します。利用者の家が見える場所に車を止めます。灌木、トラック、キャンピングカー、バンの近くに駐車はしません。

謝辞
　本稿は日本学術振興会（基盤研究Ｃ：在宅ケアを受ける患者・家族からの暴力・ハラスメント防止方策の構築：16K11981）の助成を受けまとめました。

引用・参考文献
1) 矢山壮ほか．在宅ケアスタッフを守るための諸外国での暴力対策．地域連携 入退院と在宅支援．11(5)，2018，104-11．
2) 川崎絵里香ほか．諸外国の在宅ケアスタッフに対する暴力のリスクアセスメントツールと暴力防止プログラムの評価．産業精神保健．26(3)，2018，260-5．

第3章 暴力・ハラスメントの現場対応のポイント

3 訪問看護師のための暴力・ハラスメント対応のスキルアップ研修
―受講者の評価結果

1 暴力・ハラスメント対応のスキルアップ研修の内容とは……

　病院看護師を対象とした暴力・ハラスメント対応の研修では、実際の場面を想定し、「個人での対応」と「チームでの対応」について、ロールプレイの実践を行っています。しかし訪問看護師の研修は、同じ内容ではありません。最も違う点は、発生時に発生場所において複数名で対応すること、すなわち「チームでの対応」ができない点です。そのため1人で暴力・ハラスメントのリスクをアセスメントし、適切に対応する個人の高いスキルが必要です。発生後、病院看護師と訪問看護師はそれぞれ管理者に報告をし、組織としてどのように対応するか検討する事後対応の点では共通しています。

　以前、筆者が鉄道職員にトレーニングを行ったことがあります。鉄道職員も基本的に暴力・ハラスメントに1人で対応することが多く、複数名での対応をしにくい状況です。例えば、電車が遅延した場合や運行できない場合には、いら立った多くの人に1人で対応するスキルが必要となります。2018年6月に、新幹線車内で乗客3人が殺傷された事件を受けて、不審者対応の訓練が行われた様子が報道されました（2018年11月20日）。新幹線車内で刃物を振り回す不審者に、防護盾をもった車掌らが近づく実践的なトレーニングです。このように職場の状況に応じた暴力対応のトレーニングが必要です。

　2017年1月から2018年11月まで、訪問看護師や訪問介護員を対象に、大阪府（大阪市立大学、関西医科大学）、東京都、静岡県（浜松市2回、静岡県訪問看護ステーション協議会2回、静岡県看護協会）、秋田県（秋田県看護協会）、滋賀県（滋賀県看護協会）で研修を行ってきました。ここでいう研修は、講義を聴く座学ではなく、ロールプレイを含めた対応力を向上さ

表1　暴力・ハラスメント対応のスキルアップ研修の内容

1) 暴力・ハラスメントの定義と実態（講義）
2) 訪問に伴う危険要因の抽出（グループワーク）
3) 暴力の価値基準によるチーム内の意思決定（グループワーク）
4) 暴言のエスカレーションに応じた初期対応（ロールプレイ）
5) 困った事例の具体的対応（ロールプレイ）
6) 危険予知訓練（KYT）（ロールプレイ）

せるためのスキルアップ研修のことを意味します。その研修内容を紹介します（**表1**）。1回あたり、3〜5時間の研修時間で、内容の詳細については、実際に事業所で研修を実施できるための研修用スライドと解説を 第3章4で紹介しているので、参照してください。

2　受講者の評価

1　研修内容の評価

　ここでは1例として、A研修会での調査結果をお示しします。3時間の研修で、参加者は32名、調査に協力いただいたのは31名でした。研修の評価は、10段階評価で得点が高いほど、その研修内容に満足している、その研修内容を重要だと考えていることを示します。A研修会での、参加者の研修内容の満足度は平均9.45点、研修内容の重要度は平均9.58点と高い評価結果でした。もともと研修を受講しようという意欲や動機づけの高い人が対象なので、得点が高く出る傾向があります。

表2　研修内容の重要度

研修内容	平均得点（10段階評価）
訪問に伴う危険要因の抽出	8.90点
暴力の価値基準によるチーム内の意思決定	9.39点
暴言のエスカレーションに応じた初期対応	9.10点
困った事例の具体的対応	9.07点
危険予知訓練（KYT）	9.03点

第3章　暴力・ハラスメントの現場対応のポイント

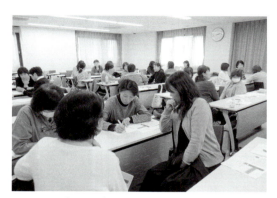

写真1　グループワークの様子

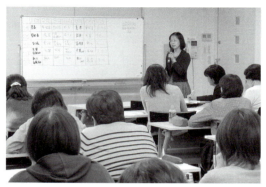

写真2　ホワイトボードに順位を記入し、各グループ発表（ホワイトボード）

　では、訪問看護師や訪問介護員の人にとって、最も重要度が高い研修内容は何だったのでしょうか。結果は「暴力の価値基準によるチーム内の意思決定」でした（前頁 表2）。

2　研修の実際

　静岡県看護協会立訪問看護ステーション（実施日：2017年11月25日）と滋賀県看護協会（実施日：2018年11月24日）の協力、ならびに当日、研修に参加いただいた受講者の協力を得て、写真とともに研修の実際を紹介します。

「暴力の価値基準によるチーム内の意思決定」のグループワーク（写真1）

　最も重要度が高かった研修内容で、他の研修会場でも同じく重要度が高い研修内容となっています。暴力の被害事例を読み込み、個人作業で、最も不適切な行為をした人物の順位をつけます。次にグループで話し合い、チームでの共通の順位を決めます。この話し合いを通して、自分自身の暴力の価値基準やメンバーの価値基準がわかります。最後にグループで順位を発表します（写真2）。グループごとで順位が違い、一人ひとりの暴力の認識が違うことに気づき、自分の暴力の認識を再確認できます。このように、トップダウンで暴力・ハラスメント対策を進めるのではなく、チーム内で話し合って共通の意思決定の中で対策の優先度を検討していきます。

　実際に訪問先において1人で対応するので、チームで共通認識がもてな

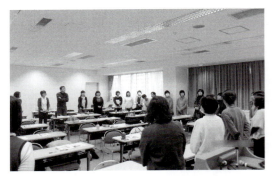
写真3　ロールプレイのペアを決める

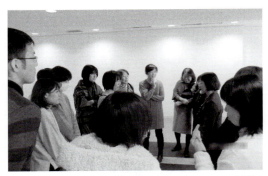
写真4　講師から患者役に指示をしている場面

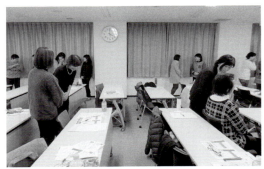
写真5　暴言のエスカレーションの段階に応じた初期対応を練習している場面

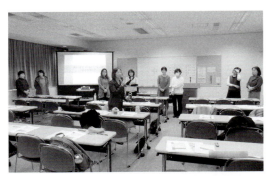
写真6　ロールプレイ実践後に説明を受けている場面

ければ、各自が異なる対応をし、一貫した対応とはなりません。また、特定の個人が攻撃され、暴力・ハラスメントの早期解決が難しくなります。

暴言のエスカレーションに応じた初期対応のトレーニング

　患者役とスタッフ役を交互に繰り返しロールプレイを行うため2人1組になります（写真3）。スタッフ役の人たちを部屋に残し、部屋から出て別の場所で、講師がどのような患者役を行うのか説明します（写真4）。スタッフ役の人たちがいる部屋に戻り、ロールプレイを行います。暴言がどのようにエスカレーションしていくのか、例えば、不安・緊張が強い段階、挑発的な態度を示す段階、大きな声で怒鳴る段階、脅しの段階について、初期対応の練習をします（写真5）。ロールプレイごとに、実践後に適切な対応方法について説明します（写真6）。

暴力の KYT の実践場面

ここでは、会話の途中で太ももを触ってきた利用者に対応するという場面3（p107）の実践です（**写真7**）。KYTの第3ステップで、各自であげた具体策を1例ずつロールプレイで実践し、第4ステップで最も適切な対応を選び、チームの行動目標とします。最後にロールプレイで実践し確認します。そして、自分の事業所の対応マニュアルに追加します。

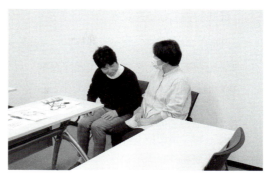

写真7　暴力の KYT を実践している場面

3　研修受講者の生の声

研修会後のアンケートで自由記述に記載のあった、受講者の生の声を紹介します。最も勉強になったこと（次頁**表3**）、研修内容の中で実施してみたいと思うこと（p73 **表4**）、研修前後での認識の変化（p74 **表5**）です。

ご自身の事業所で重要度の高い研修内容は何でしょうか。ぜひ有意義な研修となるように、何らか研修を行ってみましょう。

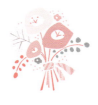

表3　最も勉強になったこと

- 暴力はいけないこと、きっぱりとした態度で接すること。
- チーム、組織的対応をすることが大事。
- 暴力・悪質クレームなど密室でよりリスクが高いこと。職場風土の大切さ。管理職としての対応。マニュアルによる対応の統一性の必要性など。
- 暴力についての具体的な内容を知り、対応を自分たちが知っていて行動することが大切であること。管理者としての役割について。
- 認知症や精神疾患だからと決めつけないというところ。
- 訪問宅で何が起こるかわからないので、日頃から今日のような練習、いろいろな予測をし、考え、決めておくことが大切と思った。被害者への対応、声掛けも、気楽にしていたことがあるが、本人にとってつらい言葉がある。
- 認知症だから、～だから「これくらいは」とか、「仕方ない」という概念が変えられたことがいちばん勉強になった。
- 訪問看護は1人での訪問のため、何か暴言や悪質クレームがあると、私に落ち度があったのではと悩んでいたので、少しスッキリしました。管理者に「私にそうさせる何かがある」と言われてしまうので、つい報告しなくてもすむことは言わずにおこうとしていました。
- 利用者の暴力は病気だからではなく、しっかりした態度で対応していくことが必要。暴力についてこんなに考えることはなかった。スタッフを守る意識づけができた。
- 立場や経験が違えば、同じ場面であっても感じかたが違うので、チーム内で共有して対応を決めておくことが大切であるということ。
- 暴力はいかなる理由があっても望ましくない行為であり、それが認知症や精神疾患の人だからと、こちら側が遠慮する必要はまったくないということ。
- 初期対応の重要性を知りました。訪問は危険が身近にあることを深く知ることができました。
- 被害者を第一に対応、その関わりかた。管理者の対応と日々の対応のシミュレーションが必要なこと。
- 被害者がいちばんつらい立場なので、守ってあげられるように温かな対応を心掛けたい。自分自身の安全を守ることが大事ということを学んだ。
- 認知症でも精神疾患の患者でも、悪いことをしたら悪いということ。仕方ないからと自分が我慢するのはおかしい。
- 利用者の病状、精神状態に関わらず、暴力・ハラスメントは駄目という姿勢が大切であり、訪問看護ステーションにおいても対応をスタッフで話しあう必要があること。
- 暴力被害を受けたスタッフを守る、二次被害を防ぐというところ。KYT（訪問看護ステーションで統一した取り組みをもっていく指標となった）。
- 暴力・ハラスメントに対する考えかた。被害の大小に関わらず、被害者を必ず守るということ。
- 対策をしておくことで、加害者・被害者を出さないことができる。暴力被害の程度で決めない。
- 暴力被害を受けた場合、決して原因追究をしない。なぜから始まる質問はしない。
- 暴力は悪いということ。利用者の身体や精神状態に関わらず、対応することが大事ということ。
- 被害者を責めない、二次被害を防ぐ。
- 病気があっても、暴力行為であるという考えかたにびっくりしました。
- 暴力は絶対にいけないということ。被害者はしっかり守らなければということ。統一した関わりを組織で行っていくことの重要性。

表4　研修内容の中で実施してみたいと思うこと

- ロールプレイを訪問看護ステーション職員でやってみたい。
- 訪問看護ステーションのマニュアルをきちんと作成していきたい。
- 暴力のKYT場面集を参考にいろいろな場面を出し合い、ロールプレイの学習会を行いたい。
- KYT場面集を用いて訪問看護ステーション内で対応を決め、周知する。
- さまざまな場面で危険予知を考えることができる。個人のことではなく、組織のこととして研修内容を伝えていきたい。
- KYTの実践。ハラスメントの報告書の作成。
- 危険予知をして、しっかりシミュレーションしておきたいと思います。
- 対応方法についてロールプレイをしながら、良い対応方法で検討していきたい。
- 自分のいる訪問看護ステーションでもKYTをやってみたい。
- KYT訓練。暴言、暴力を受けたときに対応、シミュレーション。
- 何か問題行為や困りごとがあったら、上司や他のスタッフに気軽に相談できる環境をつくっていけたら良いと思う。二次被害を防ぐために、してはいけないことを学べたので、実践していけるようにと思う。
- 暴力の場面に出遭ってしまったら、距離をとること、いったんその場から離れること、必ず相談することを心掛けたい。
- （状態の悪い）患者に不用意に近づかず自分の身を守ること。
- お互いにスタッフ同士、守り合いながら、利用者や家族も守るけれど、できること、できないことははっきりと言う姿勢をとること。
- スタッフに対する声掛け。研修内容をスタッフに伝える。カンファレンスで、皆で考えていく。
- ロールプレイを実施して、自訪問看護ステーションの決まりをつくっていきたい。
- エスカレーションに応じた初期対応のシミュレーション（訪問看護ステーションでの取り決め）。
- 暴力がエスカレートしないよう、相手の心情を測りながら、利用者・家族へ対応するようにしたい。
- 職場に帰り、今回の講義をスタッフで共有したい。また、KYTを通して統一した関わりのマニュアルをつくりたい。

表5 研修前後での認識の変化

研修前	研修後
暴力に対する認識	
・暴力は病気の症状としてとらえていた	・相手を選んで行っていることも多い
・暴力をふるうのは仕方がない	・対応方法を決め、皆で同じ対応をする
・暴言があってもある程度は我慢しなくてはならない	・内容によっては、法的に対応する必要があることもある
・暴力被害の程度で考える	・暴力被害の程度で決めてはだめ、受けた人にしかわからない
・暴力は認知症だから、精神疾患だから	・暴力は悪い（病気のせいにしない）
・認知症の人は何をしても仕方がない	・悪いものは悪い
・暴言・暴力は病気・性格もあるから仕方ない	・暴力・ハラスメントには毅然とした態度で接する必要がある
・病気の方の暴力はある程度仕方ない	・病気に関わらず暴力は絶対にいけない
・セクハラも度を超えなければ多少は仕方ない	・程度に関わらず対応しなければならない
暴力への対応方法	
・暴力は何らかの対応をすれば何とかなる	・暴力を認めてはいけない、きっぱりとした対応
・暴力は誠実に対応（話し合い）すればよい	・暴力がエスカレートした場合はその場から離れる
・ハラスメントの対応は難しい	・しっかり声をあげていく、職場のフォローが大切
・対策をどう立案したらよいかわからなかった	・予防できることを考える。KYTで立案しておく
・利用者が怒っているのを何とか静めなければ	・パーソナルスペースを保つ、一時的にでもその場を離れる
組織の体制	
・暴力は特別なこと	・いろいろな場面で暴力は起こり得るので、防止していくことが必要
・個人の対応能力を求められる	・個人の対応能力に任せない
・暴力に対して私達は非力である	・対応を決めておくことで危険予知が可能
・暴力を受けるのは自分、他の人と分かち合えない	・自分の問題ではなく、職場の問題と考えて皆で検討する
・どんな状況でも何とか訪問を成立させないといけない	・無理なときもある。危険要因を考えながら行動する
・訪問時のセクハラは言いにくい	・職場での対応を確認し合えばよい
・事業所内での対応はバラバラになるのは仕方ないこと	・対応は統一しなければならない
・自分は対応できる	・チームで対応していく
被害者支援	
・暴力被害者への対応がわからない	・二次的被害を防ぐことを考える
・被害者に原因を聞く	・原因を聞くのではなく、あったことを話せるだけ話してもらう
・被害を受けたスタッフにも非がある	・被害を受けたスタッフを全力でサポートする
・被害者にも原因があったかもしれない	・被害者は悪くない、暴力行為が悪い
・なぜそれが起こってしまったのか原因追究が大事	・「なぜ」は相手を責める、「なに」が大切
・暴力・暴言も訪問ではあり得る。どう対応していくかが管理	・スタッフは被害者であり、そのフォローがいちばん大切
・暴力をする側を理解することから	・暴力を受けた側を守ることから

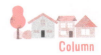

静岡県看護協会立訪問看護ステーションにおいて暴力・ハラスメント研修を実施して

公益社団法人 静岡県看護協会 訪問看護ステーションいわた 所長　長瀬由美

　静岡県看護協会立の訪問看護ステーションは県内に4カ所あり、質向上のため全員参加の合同研修を毎年実施しております。今回、暴力・ハラスメント研修を実施することになった経緯は、筆者自身が本書籍の監修をされている三木明子先生の研修を受講した際に、暴力・ハラスメントの知識が不足していたことに衝撃を受け、管理者だけでなくスタッフ全員が正しい知識をもち、組織で対策に取り組む必要があると感じたからです。さらに、看護協会立の訪問看護ステーションは県内の旗振り役でもあるため、早急に取り組むことにしました。

　研修受講後は、各ステーションで現状と対策を検討しました。当訪問看護ステーションでは、研修資料の『訪問看護師版暴力のKYT場面集』[1]を活用し、実際の訪問と照らし合わせて話し合いました。暴力・ハラスメントに対する共通の対策としては、①困ったときは所長・同僚に報告する、②職場や関係者と情報共有する、③二次的被害を防止する、④スタッフ全員同じ対応をとることを決めました。

　具体的な一例として、泥酔している利用者の場面・近寄ってくる利用者の場面では、50歳代独居の男性利用者が飲酒し「〇〇ちゃん～」「お尻のわりに胸が小さいね」と言い、バイタルサイン測定時に看護師に近寄り身体を触ろうとするケースについて検討しました。対策としては、①毅然とした態度で「そんなことを言われると傷つきます」「やめてください、訪問できなくなります」とはっきり伝える、②危険を感じたらその場を離れる、③看護師2人で訪問する、④関係者と情報共有を密にする、としました。後日、サービス担当者会議において家族に同意を得て、生活保護のため市の福祉課の確認をとり、複数名訪問看護加算を算定することにしました。

　次に、静岡県看護協会立訪問看護ステーションの所長会議において、各ステーションの取り組みを出し合いました。研修成果としては、スタッフは自分自身を守る意識をもつことができ職場から守られている安心感が得られたこと、管理者はスタッフを守りながら看護の質を確保するよう努めること、何でも話せる職場風土が高まったこと、反対に看護師が利用者・家族を傷つけるような言動、態度になっていないか意識をもてたことがあがりました。

　今回の取り組みにより、スタッフ全員が暴力・ハラスメントの知識をもつことが、スタッフを守り、同時に利用者・家族を守り、さらに質の高い訪問看護サービスにつながることがよくわかりました。静岡県看護協会立訪問看護ステーションでは、暴力・ハラスメントの統一マニュアルを検討し支援体制を整え、ますます健康で安全な職場を目指していきたいと思います。

引用・参考文献

1) 武ユカリ, 三木明子. 訪問看護師版暴力のKYT場面集. 科学研究費補助金（基盤研究C）の助成. 2017, 12p.

4 暴力・ハラスメント対応研修の進めかた
―ダウンロードスライド資料つき

1 研修での活用のしかた

　実際に筆者が研修で使用しているスライドを用いながら、解説をしていきます。ここでいう暴力・ハラスメント対応は、発生時の対応とは限りません。発生を予防する視点や、暴力・ハラスメントに関する正しい理解、組織内での共通認識、発生後の二次被害を防止するための対応を含みます。事業所内の研修で活用していただく際に、どのようなことを知っておくべきかを確認しながら、時に皆さんで話し合いながら、学習を進めてください。

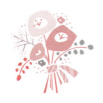

第3章　暴力・ハラスメントの現場対応のポイント

2 事業所内で研修用スライドを使用し研修を行ってみよう

スライド1

```
1  研修内容
   1. 暴力・ハラスメントの定義
   2. 訪問に伴う危険要因の抽出
   3. 暴力の価値基準によるチーム内の意思決定
   4. 暴言のエスカレーションに応じた初期対応
   5. 困った事例の具体的対応
   6. 危険予知訓練(KYT)

                2018©訪問看護師研修用スライド　三木明子(関医大)
```

　研修内容のアウトラインをお示しします。6つの項目立てのうち、「4．暴言のエスカレーションに応じた初期対応」と「5．困った事例の具体的対応」については、専門家によるファシリテートやコメントが必要になります。具体的には、言語的鎮静化（ディエスカレーション）の技術や発生時の身体的回避技術についてトレーニングを行いますので、筆者の研修でもスライドは使用していません。また、「6．危険予知訓練（KYT）」の場面と対応については、暴力のKYT場面集のイラストを見ながら進めていきますので、第3章5を参照してください。

3 暴力・ハラスメントの定義について考えてみよう

スライド2

```
2  用語の整理

   暴力、暴言、セクシュアルハラスメント、
   嫌がらせ、悪質クレーム、精神的暴力、
      威嚇、脅し、暴行、いじめ

                2018©訪問看護師研修用スライド　三木明子(関医大)
```

　用語の整理をします。スライドを見ると、暴力、暴言、セクシュアルハラスメント、嫌がらせ、悪質クレーム、精神的暴力、威嚇、脅し、暴行、いじめという用語が並んでいます。それではこのスライドを使って、事業所の皆さんでこれらの用語について話し合ってみましょう（**グループワーク**）。

> **ディスカッションポイント**
> 　＊ファシリテーター役の人は、以下の問いをグループになげかけてみましょう。
> ・用語の違いは何でしょう？
> ・同じ意味の用語はありますか？
> ・どのように区別して使っていますか？
> ・分類してみると、同じ分類になるのはどれでしょうか？
> ・法律で定義されている用語はどれでしょうか？

　暴力・ハラスメントは多様な要素を含み、一言で表現することが難しいものです。研究者や専門家は、それぞれの立場で、暴力やハラスメントについて、便宜上あるいは操作的に用語を定義し使用しています。国語辞典（岩波書店）では、「暴力」は"乱暴にふるう力、無法な力"、「セクシュアルハラスメント」は"性的ないやがらせ、特に、女性が職場などで男性から受ける、性的なことばや行為"と記載されています。暴力は破壊的行為を意味するという人もいます。

　それぞれの用語を**表1**で整理してみます。暴力という用語に、暴言、セクシュアルハラスメント、嫌がらせ、悪質クレーム、精神的暴力、威嚇、脅し、暴行、いじめをすべて含めた表現として用いる場合があります（①）。また、暴言に対して暴力という用語を使う場合には、身体的暴力を意味する場合があります（②）。同様に、精神的暴力に対しては身体的暴力、性的暴力と表現することもあります（③）。暴言は「アホ」「バカ」といった言語的暴力を示し、精神的暴力の場合は無視する、睨みつけるという言語以外の態度や行動を含みます（④）。身体的暴力は物理的な力による行為だけでなく、握りこぶしをあげる、殴るふりをする、物を投げるなど、威嚇行為を含みます（⑤）。一方、暴行は刑法の暴行罪（刑法208条）があるように、殴る、蹴るなどの人の身体に向けた物理的な力の行使を意味します（⑥）。

　英語のHarassmentはそのままカタカナ読みでハラスメントですが、日本語では嫌がらせといいます（⑦）。日本で職場いじめのことをパワーハラスメントといいますが、パワーハラスメントは和製英語で、英語ではWorkplace bullyingのことです（⑧）。モラルハラスメントは、身体的暴力と区別して、精神的暴力・嫌がらせを意味

表1　用語の整理

① 暴力（暴言、セクシュアルハラスメント、嫌がらせ、悪質クレーム、精神的暴力、威嚇、脅し、暴行、いじめ）
② 暴言（言語的暴力）　⇔　身体的暴力
③ 精神的暴力、身体的暴力、性的暴力
④ 暴言（言語的暴力）　⇔　精神的暴力（言語以外の態度・行動を含む）
⑤ 身体的暴力（殴るふりをするなどの威嚇行為を含む）
⑥ 刑法の暴行罪
⑦ Harassment（ハラスメント）の日本語は嫌がらせ
⑧ 職場いじめはパワーハラスメントのこと
⑨ モラルハラスメントは精神的暴力・嫌がらせのこと
⑩ 脅し（言語的威嚇）　⇔　身体的威嚇

します（⑨）。脅しは脅すことで、恐喝、脅迫とも表現されます。脅迫は、相手を脅し威嚇する行為であり、殴るふりをするといった身体的威嚇に対し、言語的威嚇を脅しと表現することがあります（⑩）。悪質クレームについては、スライド3（p80）で説明しますが、理不尽な要求だけでなく、粗暴な行動もとるので、精神的攻撃と身体的攻撃をどちらも含むと考えることができます。また、厚生労働省が提示している「パワーハラスメントの6類型」は、身体的な攻撃、精神的な攻撃、人間関係からの切り離し、過大な要求、過小な要求、個の侵害です[1]。つまり、パワーハラスメントという用語は、あらゆるタイプの暴力・ハラスメントを含んでいるのです。

　ここで大切なのは、暴力・ハラスメントは重なり合い、明確な境界がないため、暴力・ハラスメントの定義、そして種類や分類は、事業所内で十分に話し合って決めておくことです。事業所内で共通言語をつくっておかないと、事象が発生しても報告があがってきません。在宅ケアの現場で発生した暴力・ハラスメントは、身体的暴力以外、事実の確認が難しいものです。特に嫌がらせ（ハラスメント）や精神的暴力は、被害を受けた本人の解釈や受け止めかたに影響します。そのため、事業所で共通言語、共通認識をもっておくことをお勧めします。

スライド3

クレームは、要求、苦情のことを意味し、その内容は理解できるものです。しかし、悪質クレームは相手の話を真摯に聞いても理解不能で、悪意のある攻撃行為といえます。悪質クレーマーは、要求の根拠が正当でなく、根拠はあっても要求内容が過大であり、理不尽な要求をし、粗暴な行動をとり、要求を通すまであらゆる方法を用います。

一般クレーマーは、話し合って解決することができますが、悪質クレーマーの要求は2つに絞られ、「金銭要求（要はお金を払いたくない）」と「特別扱い（待遇）」を要求してくるために、話し合いで解決はできません。つまり、どちらも要求を満たすことはできないのです。しかし、悪質クレーマーは要求を通すまで、あらゆる方法を用いるため、こちら側が曖昧な態度をとると、時間を長引かせることになります。

スライド4

一般クレームと悪質クレームでは対応が違うことを理解しましょう。くり返しの被害とならないように、早めに悪質クレーマーを同定し、早期に対応することが重要で

す。患者（利用者）や家族からの悪質クレームの対応で1時間以上要した場合には、威力業務妨害に該当する可能性があります。そのため、早急に対策を講じる必要があります。悪質クレームは十分に話を聞けば解決するものではなく、かえって要求をエスカレートさせてしまうため、(〇)時間を決めて対応します。

スライド5

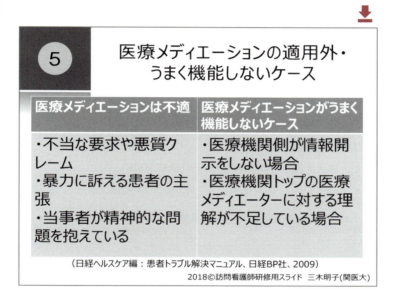

医療メディエーションの適用外とされるのが、①不当な要求や悪質クレーム、②暴力に訴える患者の主張、③当事者が精神的な問題を抱えていることといわれています。つまり、これまで話してきた①と②は、相手と十分に時間をかけて話し合って解決することが難しいということです。

4　事業所内の暴力・ハラスメントの実態を把握しよう

スライド6

訪問看護師における暴力・ハラスメントの実態

【介護職】
- 利用者とその家族から受けた身体的・精神的暴力の経験率は55.9%：施設介護職員77.9%、訪問介護員45.0%
- 性的嫌がらせの経験率は42.3%：施設介護職員44.2%、訪問介護員41.4%(篠崎,2017)

【訪問看護師】
- 身体的暴力の経験率は33.3%(武ら,2008)
- 身体的暴力・精神的暴力・性的嫌がらせの経験率は50.3%(林ら,2017)

三木明子：訪問看護師および訪問介護員における暴力の実態と取り組みの動向．産業精神保健26;1-5;2018　　2018©訪問看護師研修用スライド　三木明子(関医大)

　訪問看護師を対象とした暴力・ハラスメントの実態調査を紹介します。まず介護職の実態調査の結果です。篠崎（2017）によると、施設や訪問の介護職が利用者とその家族から受けた身体的・精神的暴力の経験率は全体で55.9%だったと報告しています。そのうち、施設介護職員の経験率は77.9%に対して、訪問介護員は45.0%で、施設介護職員のほうが身体的・精神的暴力を経験していることがわかります。その一方で、性的嫌がらせの経験率は全体で42.3%です。施設介護職員は44.2%、そして訪問介護員は41.4%であり、それほど経験率の差がないことがわかります。

　訪問看護師においては、身体的暴力の経験率は33.3%（武ら、2008）、また身体的暴力・精神的暴力・性的嫌がらせをあわせた経験率は50.3%（林ら、2017）と報告されています。

スライド7

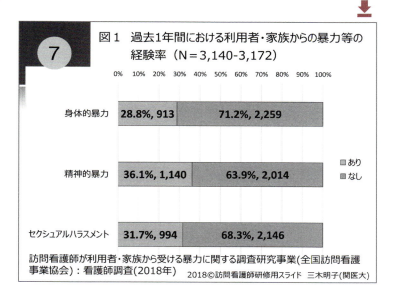

　次に全国訪問看護事業協会の調査研究事業において、2018年に実施した訪問看護師の全国調査の結果を紹介します。先ほど紹介した武ら（2008）の調査と林ら（2017）の調査では、これまでの業務の中での暴力・ハラスメントの経験率を尋ねているので、訪問看護師の業務歴に応じて暴力・ハラスメント被害の経験率が異なります。また、武ら（2008）は身体的暴力の経験率を示し、林ら（2017）は身体的暴力・精神的暴力・性的嫌がらせをすべてまとめて経験率として算出しています。このように研究者によって、暴力・ハラスメントの種類が異なり、その測定期間も異なります。そのため、経験率の比較をする際には、暴力の種類と測定期間を確認してから論じたほうがよいと思います。訪問先の利用者や家族の状況も違うので、事業所ごとの経年変化を見て評価することのほうが、先行研究と単純比較するより、意味があります。

　全国調査では過去1年間に、利用者・家族からの身体的暴力の経験率は28.8%、精神的暴力の経験率は36.1%、セクシュアルハラスメントの経験率は31.7%という結果でした。

スライド 8

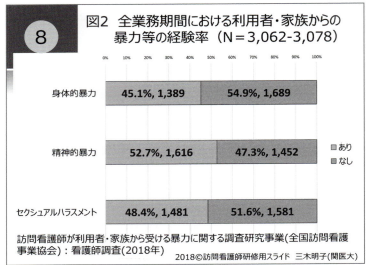

　スライド 8 では、訪問看護師としてのこれまでの全業務期間においての暴力等の経験率を示します。利用者・家族からの身体的暴力の経験率は 45.1%、精神的暴力の経験率は 52.7%、セクシュアルハラスメントの経験率は 48.4% という結果でした。過去 1 年間の結果と比較すると、それぞれ身体的暴力は 16.3 ポイント、精神的暴力は 16.6 ポイント、セクシュアルハラスメントは 16.7 ポイント、経験率が上がります。

第3章 暴力・ハラスメントの現場対応のポイント

5　訪問に伴う危険要因を確認しよう

スライド9

在宅ケアの現場における暴力・ハラスメント被害の危険性

- 利用者宅に原則1人で訪問し業務にあたる
- 女性スタッフが9割以上と性別に偏りがある
- サービスを提供する職場環境の密室性がある
- 事業所と利用者宅までの物理的距離がある
- 24時間訪問巡回サービスを展開している事業所が多い
- 利用者宅で緊急通報することは困難である
- 利用者宅に人を攻撃するためのあらゆる道具が豊富に存在する
- 利用者や家族からの暴力・ハラスメント被害の履歴やリスクに関する情報が少ない
- 小規模事業所が多く、十分な安全対策を講じることが難しい

2018©訪問看護師研修用スライド　三木明子(関医大)

　在宅ケアの現場における暴力・ハラスメント被害の危険性について示します。スライド9に示した内容を1つずつ、読み上げて、皆で確認していきましょう。この内容は、p10 第1章**表1**でも示しています。

スライド10

危険要因の抽出

- 危険な場所
- 危険物
- 危険な状況

2018©訪問看護師研修用スライド　三木明子(関医大)

　それでは皆さんで、危険な場所、危険物、危険な状況について、話し合ってみましょう（グループワーク）。1グループの人数は4〜5人とし、1グループの場合にはホワイトボードに直接記入し、複数グループの場合は1つずつあげていきましょう。

1 グループの場合のホワイトボードの使いかた

危険な場所	危険物	危険な状況
・ ・ ・	・ ・ ・	・ ・ ・

複数グループの場合のホワイトボードの使いかた

	1G	2G	3G
危険な場所	・ ・ ・	・ ・ ・	・ ・ ・

> **ディスカッションポイント**
> ※話し合いが進まないときは、以下の問いをなげかけてみましょう。
> - 事業所から訪問先までの移動時間についても危険要因に含みます。
> - 訪問先のロケーション（位置、場所）についても考えてみましょう。（周囲に何もない一軒家、電波が入りにくい場所など）
> - 今後、トラブルに発展する可能性という視点からも危険要因を考えてみましょう（ペットの放し飼いやお金を机に無造作においてあるなど）。

　病院に勤務している看護師の場合は、職場である病院内の暴力・ハラスメントの危険要因の抽出をすればよいのですが、訪問看護師の場合は、事業所からさまざまな訪問先に向かうため、その移動中の危険要因についても検討しておく必要があります。日中と夜では、地域の状況は異なります。治安の悪い場所には近づかず、安全なルートを確認しておく必要があります。また、近くに警察、コンビニなど、応援を求められそうな場所や防犯カメラの位置は確認してあるでしょうか。地域の防犯マップを作成するように、訪問看護師一人ひとりが移動中にトラブルや危険に晒されないように多角的に考える視点が必要です。

　これまで実施してきた研修会でのグループワークの意見について、表2、表3、p88

表4 にまとめました。グループワークで話し合った後に、まだ話し合いであがらなかった意見として表の内容を紹介してみましょう。新たな視点に気づくことにつながります。

次に、皆さんで話し合った結果で重要な内容について、危険な場所、危険物、危険な状況ごとに、リスト化してみましょう。例えば、表5（次頁）のように、事業所ごとのチェックリストを作成するとよいでしょう。訪問後にチェックリストに記入し、スタッフ間で情報を共有し、暴力・ハラスメントの発生を防ぎましょう。

表2　危険な場所

- 浴室
- トイレ
- 土間（火）
- 床が抜けそうな家
- 滑りやすくヌルヌルした床
- 物が多く崩れそうな置きかた
- 急な坂道の上にある家
- 細い道で対向車が通れない
- 崖の近くに家がある
- 街灯のない暗い通り
- 飲み屋街の狭い通路
- 違法薬物が売買されていると噂されているところ
- 密閉性が高いマンションの独居宅
- 精神疾患の人・外国人が多く入居している集合住宅
- 人気のないところ（周りに家がない、田んぼの中の一軒家、山奥の一軒家など）
- 人の目が届かないところ（神社、橋の下など）
- 携帯の電波が届かない

表3　危険物

- 包丁、果物ナイフ、日本刀
- つえ、バット、ゴルフクラブ、木刀、傘
- はさみ
- ひも類
- 農機具
- ビン
- 鉄アレイ
- ベッド柵
- 灰皿、花瓶
- ストーブの上のやかん、熱湯
- 薬品類
- インスリン注射
- 汚れた食器類を使用し勧められた飲食物
- 室内のごみ・汚物、ゴキブリなどの害虫・ネズミ

表4　危険な状況

- 深夜の1人訪問
- （利用者・家族が）お酒を飲んで酔っている状態
- 家族が日中から飲酒している
- 家に入るとすぐに鍵をかける
- 薬物依存状態
- 男性の一人暮らしで卑猥な写真・ポスターをたくさん貼っている
- 元気な認知症・精神疾患の人がいる
- 以前に包丁を振り回したことがある精神疾患の利用者に対応する
- 精神疾患の息子が物を投げてくる
- 護身用の木刀をもっている
- 利用者が家族に対して暴言・暴力がある
- 抱きついた後、部屋の中をウロウロしている
- 入浴介助中、エプロンをめくられる
- ケアをしている間、じーっと見ている
- アダルトビデオの音量を大きくして流し続ける
- アダルト系の雑誌を見えるところに置いている
- 家の見えるところに大金（札束）を置いている
- ペットの放し飼い
- カメラで録画される
- ケアについて細かい指示・指定がある
- 利用者宅に行くと息子に施錠され、ズボンのチャックを触っている
- 近隣に暴力団員風の人が住んでいて、車の停めかたについて文句を言い、舌打ちをされる

表5　危険な状況に関するチェックリスト（一例）

- ☑ 深夜の1人訪問
- ☑ 利用者がお酒を飲んで酔っている
- ☑ 家族が日中から飲酒している
- ☑ 護身用の木刀をもっている

6 チェックリストを使って事業所内の暴力防止対策の実施状況を確認してみよう

スライド 11

 包括的な暴力防止対策のポイント

1. 組織の安全文化・風土づくり
2. 警備体制の強化
3. トップの暴力防止に向けた明確な方針の提示
4. 対応マニュアル・ガイドラインの改訂
5. スタッフの研修・訓練の実施

2018©訪問看護師研修用スライド　三木明子(関医大)

　事業所の規模に関係なく、暴力・ハラスメントは発生します。そのため、包括的な暴力防止対策の5つのポイントを確認しておきましょう。対策を早急に整備・改善するというよりも、優先順位をつけて、できるところから始めるほうが対策の実施につながりやすいです。暴力防止対策のチェックリストについては、次頁 **表6** に示します。一度、確認しておきましょう。第6章の調査結果と自事業所の対策実施状況を比較し、取り組む優先対策を絞りましょう。

　対策を進めていく上での、5つのポイントは、下記のとおりです

　1. **組織の安全文化・風土づくり**が重要で、職員一人ひとりの暴力・ハラスメントの認識を高め、皆で（組織で）安全な環境をつくっていくという文化・風土をつくる必要があります。

　2. **警備体制の強化**ですが、諸外国は夜間の訪問にボディーガード（警備員）や警察と同行する体制がありますが、日本の現状でここまでの安全対策の実施は困難です。実際の例としては、急な呼び出しで夜間にタクシーで訪問先に向かい、訪問後に待っているように依頼したタクシーがいなかったというケースがありました。電話をしてもつながらず、訪問後、やむなく歩いて帰宅したとのことです。このように、夜間の訪問時の安全体制について、課題があります。

　3. **トップの暴力防止に向けた明確な方針の提示**については、重要説明事項に暴力・ハラスメントの対応方針を明記する必要があります。契約の解除（解約）はどういう場合に行うのか、事業所の重要説明事項を再確認しておきましょう。また、どのような事態で、警察に被害届を提出するのか、医療機関を受診させるのか、労災申請をするのか、弁護士に相談するのかなど、トップが暴力防止に向けてどのような方針

表6　暴力防止対策のチェックリスト簡易版（三木作成）

- ☐ 全てのスタッフが暴力等の対応に関する研修を受けている
- ☐ 全てのスタッフに暴力等の事業所の対策について説明している
- ☐ 暴力等の発生時の対応について契約書（重要事項説明書）に明記している
- ☐ 利用者・家族に満足度調査を行い、暴力等の発生防止に努めている
- ☐ 暴力等のリスクマネジメントを行う病院や委員会と連携している
- ☐ 利用者・家族のさまざまな状況から暴力等のリスクを事業所内で検討する体制がある（攻撃的な態度や暴力行為の前歴を確認するなど）
- ☐ 暴力等の対応の訓練を受けたスタッフから支援を受けられる体制がある
- ☐ 暴力等の発生のリスクが高い場合、複数（二人以上）訪問を行う
- ☐ 暴力等の発生時に備え、スタッフは緊急コールができる機器を携帯する
- ☐ 安全確認の為、事業所から訪問中のスタッフに連絡をするシステムがある
- ☐ 暴力等の対応について弁護士にアドバイスを受ける体制がある
- ☐ 暴力等の対応に関するマニュアルを作成している
- ☐ 暴力等の被害を受けたスタッフに対して管理者が面談する体制がある
- ☐ 暴力等の発生時に協力してくれる事業所外の資源・サービスがある
- ☐ 全てのスタッフに暴力等の発生後の相談できる外部機関を周知している
- ☐ 暴力等の被害を受けたスタッフに対し、必要なケア（医療処置、休養、カウンセリングを受けるなど）を提供する体制がある
- ☐ 全てのスタッフに暴力等の発生後の報告ルート、インシデント・アクシデント報告用紙について周知している
- ☐ 暴力等の行為のあった当事者に迅速に対応策を検討する体制がある
- ☐ 暴力等のケースを振返り事業所内で再発防止を検討する体制がある
- ☐ 暴力等のケースについて他の事業者と情報共有する体制がある
- ☐ 暴力等のケースについて必ず主治医に報告し連携をとる体制がある
- ☐ 暴力等による解約について契約書（重要事項説明書）に明記している
- ☐ 暴力等の行為の内容によって、警察に被害届を出す体制がある

なのかを提示しておくことが大切です。

4．**対応マニュアル・ガイドラインの改訂**です。まだ、対応マニュアルができていない事業所は作成しましょう。すでに対応マニュアルを作成している事業所では、実際に使えるマニュアルに修正を加えていきましょう。発生時の対応、発生時の報告ルート、記録の残し方についてはどうでしょうか。対応マニュアルの内容を確認しておきましょう。

5．**スタッフの研修・訓練の実施**については、ぜひ本書からヒントを得て、何らかの研修を実施してみましょう。

スライド12

```
┌─────────────────────────────────────────────┐
│ ⬛12  組織的対応が十分に機能しない理由        │
├─────────────────────────────────────────────┤
│ ◎ 暴力を容認する組織風土があること(日常的に暴力に慣れて
│   いる)
│ ◎ 暴力事例の報告システムの欠如(報告書がない、担当者なし)
│ ◎ 報告による非難や報復の恐れ(組織はどうせ守ってくれない)
│ ◎ 管理者の側の関心のなさ(暴力発生は本人の資質の問題では？)
│ ◎ マニュアルがない、スタッフ研修が行われていない(対応が分
│   からない)
│ ストップ！病医院の暴言・暴力対策ハンドブック（相澤好治監修）, メジカル
│ ビュー社, p126-127より一部改編し抜粋
│                    2018©訪問看護師研修用スライド　三木明子(関医大)
```

　組織の安全文化・風土づくりが重要であることはすでに述べましたが、組織的対応が十分に機能しない理由には、日常的に暴力・ハラスメントに慣れていて、暴力を容認する組織風土があることがあげられます。例えば、「セクシュアルハラスメントぐらいでいちいち言っていたら仕事にならない」「機嫌が悪いこともあるのだから多少の暴言は仕方ない」と暴力を容認する風土のことです。

　また、報告書がなく、担当者を決めていないなど、暴力事例の報告システムの欠如があります。スタッフが報告してもかえって非難される、暴力行為者に報復されるといったことがあり、報告できないことがあります。管理者が暴力・ハラスメント問題に関心がなく、発生させたスタッフの資質の問題ととらえていると組織的対応が進みません。さらに、マニュアルがなく、スタッフの研修が行われていないなど、スタッフが対応についてわからず、組織的対応が機能しないことにつながります。

7　暴力発生後の事後対応の方針を確認しよう

スライド13

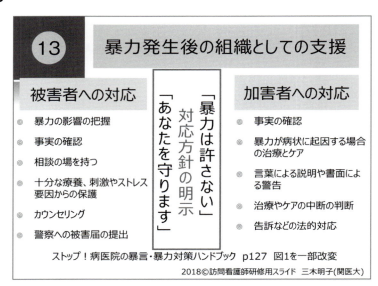

　暴力発生後の組織としての支援について、被害者の対応と加害者（ここでは行為者）への対応に分けて示してあります。事後対応の方針として重要なことは、被害者に対しては「あなたを守ります」と被害者を責めないことが必要です。一方、加害者（ここでは行為者）に対しては、「暴力（行為）は許さない」という方針を明示することです。

　それでは皆さんで、報告した後の組織的対応について、話し合ってみましょう（**グループワーク**）。もし意見が出ない場合には、**表7**の組織的対応を紹介してください。

表7　暴力の被害事例と報告後の組織的対応

	事例	報告後の組織的対応
精神的暴力	日によって機嫌が良い日と悪い日がある。ある日の訪問で突然、無視。	管理者が訪問を外してくれた。
	「二度と来るな」「バカヤロー」など。	管理者に相談し、訪問をしばらく外してくれた。
身体的暴力	血圧や体温測定を嫌がり、腕をつねったり、物を投げたりする。	無理にバイタル測定をせずに、カルテには「本人拒否のため測定できず」と記入することで対応を統一した。
	バイタルチェックをしていたとき、いきなり胸倉をつかみ、離してもらえなかった。	応援を要請した。男性スタッフ、ケアマネジャーが訪問し、対応を変わり、次の訪問へ行くことができた。主治医にも連絡した。
	家族から対応が悪いと、ストーブにかかったやかんのお湯をかけられそうになった。	行政に連絡した。
セクシュアルハラスメント	素手で陰部、臀部を触ってほしいと言われ、ゴム手袋を使用する意味を説明するが拒否する。	管理者が利用者に説明し、スポンジを使用することになった。
	脊損の患者からマスターベーションを依頼される。	カンファレンスで情報を共有し、「できません」とはっきりと伝えることを決め、チームで同じ対応をすることとした。
	服の首元から手を入れ、胸を触ろうとする。「やめてください」と言っても、無理やり触ろうとするため逃げる。	管理者が利用者の家族に電話をし、「こういうことがあると訪問できない」ことを伝え、被害者は訪問しないことになった。

三木明子.「暴力の被害を受けた人」を理解できていますか？ 暴力の被害にあったスタッフへの対応. 訪問看護と介護. 22 (11), 2017, 835-37. より一部改変

8　二次被害をなくそう

スライド 14

表8　二次被害の例

管理者から	・暴言の多い利用者の訪問について相談したところ、「私に訪問を断れと言っているの？」と強い口調で言われた。 ・「あなたの関わりかたに問題はなかったの？」と何回か、言われた。 ・利用者が心配なので、（暴力やハラスメントがあっても）「訪問に行くように」と言われて、絶望的な気持ちになった。 ・相談したが、私の気持ちを聞いてくれず、一方的に「ああいう言いかたの人だから仕方ない」と言われた。 ・利用者の家族とトラブルがあったとき、私の話を聞かずに私が悪かったという言いかたをされて嫌だった。 ・話を聞く前に、「またあなたは……」「あなたはねぇ……」と利用者・家族とうまく関係がとれないことを指摘された。 ・利用者の犬にかまれたとき、「あなたが何かしたんじゃない？」と言われた。 ・「○○さんはあなたのことが嫌いみたいよ」 ・「そんなの（認知症の患者からの暴力）よくあることでしょう」 ・「あの人はそういう人だから」 ・「我慢するしかない」 ・「脇があまい。注意が足りない。」 ・「そんなこと（自分の対応）をするのはあなただけだ」
同僚から	・暴言を受けて限界に達し訪問ができなくなったとき、「止めるのではなく、続けていくことでステップアップできるのでは？」と言われた。

三木明子.「暴力の被害を受けた人」を理解できていますか？　暴力の被害にあったスタッフへの対応. 訪問看護と介護, 22(11), 2017, 835-37 より改変.

　利用者または家族から暴力・ハラスメントの被害を受けた場合、それを一次被害というのに対し、管理者や同僚の言動でさらに傷つく場合を二次被害といいます。スライド14で示した「　」内の言葉は、被害者をさらに傷つけるNGワードなので使わないようにしましょう。訪問看護師が二次被害だと感じた例を、表8に示します。

　このように、意図的に傷つけるつもりはなくても、被害者の感情は複雑です。利用者や家族からの一次被害よりも、管理者や同僚の配慮のない言動に傷つきます。一次被害を100％防ぐことはできませんが、二次被害は管理者や同僚の少しの配慮で100％防げるものです。

　最後に、救われた言葉も紹介しておきます。「大丈夫？　つらくなったらいつでも言ってね」「その人のところに行かなくても大丈夫」「誰でも同じことが起こると思う」「利用できなくなるとはっきり伝えればよい。次回から訪問は他の人にしましょう」などです。**あなたは悪くない、暴力行為が悪いことに変わりがない**ことを伝え、被害者が自責感をもたないように配慮していきましょう。

第3章　暴力・ハラスメントの現場対応のポイント

9　暴力の価値基準が異なるメンバーで話し合って共通認識をもとう

スライド15

```
15　暴力に対する価値基準

登場人物
◎ 新人看護師
◎ 管理者
◎ 家族
◎ 患者（暴力行為者）
◎ 先輩看護師

2018©訪問看護師研修用スライド　三木明子（関医大）
```

　研修内容で最も重要であるとされた「暴力の価値基準によるチーム内の意思決定」のグループワークを始めましょう。これから新人看護師が受けた暴力被害の事例を紹介します。この場面に出てくる登場人物は5人です。この5人が全員、不適切な行為をします。事例を読み、まず1人で最も望ましくない行為の順位を考えます。次にグループで話し合って共通順位を決めるという進めかたです。組織内で共通認識をもち、対策を進めていかなければなりません。このワークは、メンバーで話し合って、チーム内で意思決定をしていくためのものです。

　これまでの経験、職種、立場の違いで、人はそれぞれ暴力に対する価値基準をもっています。暴力・ハラスメント対応で組織が一丸となって進んでいかないのは、人によって大切にしている価値や考えが異なるためです。暴力に対する価値基準で、**正解は存在しません**。間違った解答はないということです。**しかし、組織のメンバーとして望ましい回答はあります**ので、皆さんのグループワークの後で解説します。

　次に登場人物の紹介です。新人の訪問看護師は、1人訪問ができるようになりました。管理者は患者（利用者）の状態が落ち着いていたので、1人訪問は可能と判断していました。この事例では患者が暴力行為者となります。暴力行為に着目してほしいので、患者の背景、病状などは情報として示しません。

● **Step 1　新人看護師の暴力被害事例を読んでください。**

　　訪問すると、患者（利用者）は険しい表情でベッドにいた。大声を出しているから何とかしなければという思いと、家族を見ると、（あなたが担当でしょう？）というような冷たい視線を受け、おそるおそる1人で近づいて声をかけた。その瞬間、拳骨で頬を何度か殴打され、めがねは飛び、頬は青く腫れ上がった。「今日は帰って」と家族に言われ、ケアも何もせずに訪問看護ステーションに戻った。

　　管理者に報告をすると、まず報告書を書くように指示された。訪問から戻ってきた先輩看護師たちは、顔を見て驚いた様子ではあったが、声をかけてはくれなかった。報告書を読んだ管理者は、「落ち着いていた患者さんをなぜ怒らせたの？」「大声を出している患者の状態をどうアセスメントしていたの？」「イライラすると暴力をふるうのがわかっているのに、なんで不用意に近づいたの？」「なぜ連絡もせずに帰ってきたの？」と、矢継ぎばやに指導を受けた。管理者から病院受診は勧められなかった。

　　その日は、結局、病院受診ができなかった。次の日からは青あざになった顔を化粧でごまかし、つらい思いを押し殺して仕事を続けた。夜になるとそのときの光景を思い出し、動悸で眠れなかった。朝のミーティングでは暴力行為があったことが報告されたが、カンファレンスを開くわけでもなく、何も変わらず日々が過ぎた。「誰に相談したら聞いてくれるのだろう。こんな職場にはいられない」。

スライド 16

では、登場人物それぞれについて考えてみましょう。

新人看護師：ベッド上で表情が険しく、大きな声を出している患者の状態をアセスメントできず、患者に殴られる距離まで近づき、暴力を受けています。適切な距離を保って接近していれば、殴られることはなかった状況です。報告・連絡・相談、いわゆるホウレンソウができていません。事業所に連絡を入れずに、訪問先から戻り、十分に説明できずに、管理者に報告書を書くように指示されます。管理者や先輩に相談ができません。一方で、新人は職場の中で弱い立場で、声をあげることができないことも理解できます。また、身体的暴力を受けても翌日以降、休まず出勤しています。

管理者：この患者はずいぶん前にはなりますが、他の訪問看護師を殴ったことがありました。そのときも、そして今回も暴力行為者である患者に何も対応をしていません。殴られた新人を医療機関に受診させず、報告書を書くように指示します。新人を傷つけるような言葉をかけ、二次被害を与えています。また、暴力の発生後の被害者支援、事後対応など、マネジメントをしていない状況です。

家族：今日の患者の状態をよくわかっていましたが、対応できない新人に1人で対応させました。直接的な暴力行為者ではありませんが、暴力の誘発者ともいえます。新人がくり返し殴られているその場にいながら、止めに入らず見ていた家族です。新人が暴力の被害を受けないようにすることのできた唯一の人でもあります。ただ、家族はサービスを受ける立場であり、訪問看護師の支援をする立場ではありません。また、家族はこれまでに患者から暴力の被害を受けており、怖くて助けられない、あるいは報復を恐れているかもしれません。

患者（暴力行為者）：暴力は法に触れる行為です。責任能力があるか、ないかは私たち訪問看護師・介護員が判断するものではなく、暴力という行為を、一般社会の常識に照らしてどうとらえるかということが、この事例では問われています。

先輩看護師：暴力発生の場面にはいませんでしたが、新人の顔を見れば、ケガを

ていることはわかります。声をかける、相談に乗ることをせず、被害者支援ができていません。ただ、新人から何も相談がないので、そっとしておいてあげようと考えたかもしれませんし、どのように関わればいいのか、わからないかもしれません。あるいは落ち着いていた患者が暴力をふるうのは、新人の対応が悪かったのではないかと思っているかもしれません。

● **Step 2　ワークをします。**

1．個人作業をしてください。登場人物5人について、望ましくない行為をした順に並べて（順位をつけて）ください。
2．グループメンバー全員が順位を決定したところで、話し合いを始めましょう（**グループワーク**）。1人ずつ、順位とその理由を発表します。全員の発表が終わったら、グループで共通の順位を話し合って決めます。その際、多数決、ジャンケンなどで決めるのではなく、話し合って決定していきます。順位を決めるという結果よりも、チームの意思決定のプロセス、話し合う過程が大切です。それぞれの価値基準を理解した上で、組織としての共通認識を深めていきます。

	1G	2G	3G	4G	5G	6G	7G
1位	管理者	患者	管理者	管理者	患者	患者	患者
2位	先輩Ns	管理者	患者	先輩Ns	家族	管理者	管理者
3位	家族	先輩Ns	先輩Ns	新人Ns	管理者	家族	先輩
4位	患者	家族	新人Ns	家族	先輩	先輩	家族
5位	新人	新人Ns	家族	患者	新人	新人	新人

図1　グループワークの結果（一例）

図1はある研修会でのグループワークの結果を示しています。最も望ましくない行為をした第1位に、患者をあげたグループが4グループ、管理者をあげたグループが3グループでした。社会常識に照らして、暴力行為が最も悪いとする考えと、初めての暴力行為ではないこと、医療機関に受診させず、発生後に二次被害を与えていることから、管理者のマネジメントが最も悪いとする考えに二分されました。5Gは第2位に家族をあげています。その場で家族の協力があれば、身体的暴力を発生させなかったという考えが強いグループです。この考えは、暴力が目の前で行われていたら、止めるのが当たり前という、正義感の強い人たちがいるグループでこの傾向を認めます。

　1Gは、身体的暴力行為よりも、仲間がサポートしない行為が悪いという考えで、先輩看護師が第2位となっています。

　4Gは、暴力行為者であっても患者は悪くないという考えで、患者が第5位となっています。

　暴力の価値基準には正解がないと言いましたが、望ましい回答はあると言いました。第5位に被害者である新人をあげていないグループは、被害者である新人も悪いところがある、望ましくない行為をしているという考えがあります。被害者に冷たい、被害者支援ができにくい、二次被害が起きやすいグループの可能性があります。**患者の病状により暴力行為が発生したとしても、殴られた被害者が悪いことにはなりません**。殴られてもよい人はいません。この事例では患者の疾患・症状に関する情報はあえて明示していませんでした。それにも関わらず、訪問看護師たちは暴力をふるう患者をアセスメントし、少しでも理解しようとします。そのため、殴られたという暴力行為の事実に向き合えない、あるいは無意識に避ける傾向があります。

　筆者が強調したいことは、暴力行為が法に触れるかどうか、暴力行為の原因となる症状や誘因は何か、という視点ではなく、被害を受けた人のつらさ・苦しさ・痛み・恐怖をどこまで理解し、支えることができるのかという視点に変えてもらいたいということです。暴力のリスクをアセスメントすれば、100％暴力被害を防ぐことができるという考えに立つ人は、暴力の被害者に対しアセスメント不足と不適切な対応を責めることでしょう。殴られたほうも悪いと、被害者を責める文化・風土から、患者であっても家族であってもスタッフであっても、誰でも暴力行為をするのは悪いことで

あり、許しがたい行為であるという考えからブレないことが大切です。この事例で、暴力被害者である新人が重傷で後遺症を残す、あるいは死亡しない限り、第5位にならないとしたら、どれだけの犠牲を払えば、訪問看護師たちの認識を変えることができるのでしょうか。

　今回の事例は身体的暴力で、眼窩底骨折、鼻骨骨折、歯が折れるなどの傷害に至らなかった設定でした。精神的暴力やセクシュアルハラスメントは目に見える傷は残りません。身体的暴力以外の種類の暴力・ハラスメントであっても、皆さんの価値基準は変わらないでしょうか。事例の身体的暴力の描写を、精神的暴力やセクシュアルハラスメントに置き換えてみましょう。それでも順位が変わらない場合は、暴力・ハラスメントの正しい認識ができていることを確認できます。暴力・ハラスメントを受けたという事実は、被害の重傷度（心身への影響）で変わるものではないからです。

引用・参考文献
1) 厚生労働省.「パワハラ基本情報」パワハラの6類型. https://www.no-pawahara.mhlw.go.jp/foundation/pawahara-six-types/ （参照2019-1-17）

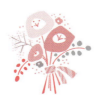

5 暴力の危険予知訓練（KYT）

1 医療事故のKYTと暴力のKYTの違い

　KYTは、危険（**K**iken）、予知（**Y**ochi）、トレーニング（**T**raining）の頭文字をとってKYT、すなわち危険予知訓練のことです。通常、医療事故のKYTは机上で写真やイラストを見て考えるものですが、暴力のKYTでは、場面集のイラストを再現しロールプレイを行います。危険を予知し、実際に発生時の対応を実践することで、対応力を向上できます。

　KYTは、ゼロ災害全員参加運動としてスタートし、労働災害の防止のために考案され、改良を重ねてきた手法です[1]。職場で起こり得る危険を把握し、解決策を検討し、職場の安全を検討するための訓練です。暴力のKYTも、単に暴力による死亡災害や休業災害がなくなればよいという考えではなく、職場や業務に潜むすべての危険を発見・把握・解決し、暴力による健康障害や労働災害をゼロにするという理念、そして4ステップ[2]で進めていく手順は同じです。

　医療業界は、医療KYT研究会が実践教材を作成するなど、医療安全分野でKYTが導入されています（http://www.y-ep.com/hp/data_med/ikytm.html）。では、暴力のKYTと比較するためにあえて医療事故のKYTと表記しますが、この違いは何でしょうか。

　医療事故のKYTは、患者が被る医療事故の発生防止を目的としていますが、暴力のKYTは、訪問看護師が被る暴力・ハラスメントの発生防止を目的としています（次頁**表1**）。在宅ケアの場において、医療事故は行為者が訪問看護師で被害者が患者であるのに対し、暴力は行為者が患者（利用者）または家族で被害者が訪問看護師という点で異なります。しかし、暴力・ハラスメントの行為者は、患者や家族、訪問看護師など誰でもなり得ます。ここではトレーニングを行うために、暴力行為者を患者または家族、被害者を

訪問看護師と設定しています。医療事故の発生要因は、ヒューマンエラー（人間はエラーするという行動特性によって引き起こされるエラー）ですが、暴力の発生要因は、本人の錯誤や不注意で引き起こされるのではありません。

　暴力のKYT研修を実施するとどういうメリットがあるのでしょうか。これから暴力のKYT研修を実施しようと考えている人は、KYT研修受講者のアンケート結果を参考にしてください（**表2**）。

表1　医療事故のKYTと暴力のKYTの比較

	医療事故のKYT	暴力のKYT
1. 目的	医療事故の発生防止	暴力・ハラスメントの発生防止
2. 行為者と被害者	行為者：訪問看護師 被害者：患者（利用者）	行為者：患者（利用者）または家族 被害者：訪問看護師
3. 発生要因	ヒューマンエラー	本人の錯誤・不注意で発生するものではない
4. ツール	イラスト・写真	イラスト
5. 研修方法	机上で話し合い	話し合い後にロールプレイを実践

表2　暴力のKYTを実施することのメリット（KYT研修受講者アンケートより）

- 暴力に対してのKYTは紙面上ではなく、実践で行うことが望ましい
- 実際にロールプレイをしないと危険要因や対応策があがらない
- 頭の中で考えるのではなく、実際にやってみることで多くのリスクが出てくることがわかった
- いろいろな意見が聞けて、チームで考える、情報の共有が大切
- 暴力行為への具体的な対処方法がわかった
- 患者と私たち自身の安全確保が大切
- 安全にできる暴力の回避方法（つい身体を張って行動してしまうが、逆にそれが危険であること）
- 反射的に動作として出てしまうことが最も危険な行為である
- いつ、どんな場面でも暴力のリスクは潜んでいることを予知しなくてはならない
- 本能で動かず、日頃の訓練が必要
- 距離のとりかた、声のかけかた
- 実際にロールプレイすることで、対応をきちんと考えられる
- ロールプレイで行ったことが良かった
- 実際に行ってみると、気づかなかった場面も想定できて勉強になった
- 紙上のみでなく、実際、自分でシミュレーションをした上で良かったのか悪かったのかがわかった
- グループ内の方々の知識や体験を聞き、一緒にできたことはとても良い体験になった
- 医療事故は患者に危険が及ぶが、暴力は自分自身も危険に陥ることが認識できた

2 暴力のKYTの進めかた

　暴力のKYTの4ステップを表3に示します。1グループ4～6人程度のグループをつくります。机といすを置き、ロールプレイができるスペースがあるとよいでしょう。グループで暴力のKYT場面集から、検討したい場面を1つ選びます。

　第1・第2ステップをグループで話し合い、暴力のKYTシート（⬇ダウンロード可能）を活用し、暴力の危険要因を1つに絞ります。その後、第3ステップでは、発生時の具体策を各自で1つあげ、1例ずつロールプレイで実践します。つまり、患者役または家族役、訪問看護師役を交代しながら、全員が訪問看護師としての対応をロールプレイで見せます。第4ステップでは、グループで最も適切な具体策を1つ選び、ロールプレイで実践し確認します。それを組織の具体策と決めます。複数グループで研修を行う場合には、同じ場面を設定し、各グループで発表し合い、最も適切な具体策を決定します。

　暴力のKYTは、この場面では<u>この</u>具体策を行う（第3ステップ）、チーム行動の目標を<u>これに</u>設定する（第4ステップ）といった、唯一の正解があるわけではありません。基本的に、各自が実践する1例ずつのロールプレイを確認し、事業所でできる具体策を話し合って決めていくので、現場に即した対応マニュアルを作成することになります。

表3　暴力のKYTの4ステップ

ステップ	内容	進めかた
1	**危険要因を想定する** どんな危険があるのか	潜在する危険を発見・予知し、危険要因により引き起こされる現象を想定する
2	**重大な危険要因と現象を絞り込む** 重要な危険ポイントは何か	予知した危険要因と現象のうち重大な危険要因を絞り込み、◎をつける
3	**具体策** 自分ならこうする	◎印をつけた重要な危険要因と現象を解決するために、具体的で実行可能な対策を考える
4	**チーム行動の目標** 私たちはこうする	具体策から重点項目を絞り込み、それを実施するためのチーム行動目標を設定する

事態の収拾につながるまでをロールプレイで行います。つまり、発生後の報告（いつ、誰に、何を報告するのか）までの内容をロールプレイで確認します。訪問先では1人で対応しますが、その対応について、ロールプレイを行うことで可視化でき、モデルとなる対応方法を皆で決定していくので、対応力の向上につながるという仕組みです。

　　暴力のKYTシートの使いかたについては、場面2の記入例（p124）を参考にしてください。

3　場面ごとの対応

　　それでは場面ごとの対応について解説します。まずは場面のイラストを見て、第1ステップ、第2ステップを考え、第3ステップ、第4ステップのロールプレイを終えてから、それぞれ解説を読むようにしてください。ここでは場面ごとの対応のポイントを解説していますが、正解が書いてあるわけではありません。グループで話し合って、出なかった意見があれば参考にしてください。場面によっては、NG対応が示してありますので、確認してみましょう。

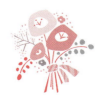

第3章　暴力・ハラスメントの現場対応のポイント

訪問看護師版：暴力のKYT場面集

場面❶ 訪問先へ移動中に体調が悪い人に対応する

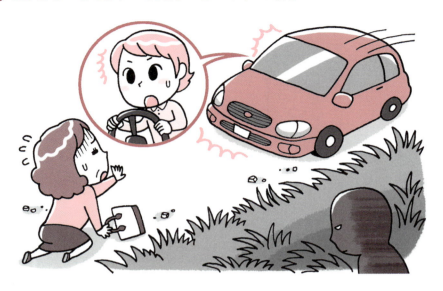

状況　訪問先へ車で移動中、道端で体調が悪く助けを求めている女性を見つけた。

第1・2ステップ：暴力の危険要因をあげてグループで1つに絞る

	1	
	2	
	3	

第3ステップ：発生時の具体策を各自で1つあげ、1例ずつロールプレイで実践

◎	No	具体策
	1	
	2	
	3	

第4ステップ：グループで最も適切な具体策を1つ選び、ロールプレイで実践し確認する

訪問看護師版：暴力のKYT場面集

場面❷ 泥酔している利用者に対応する

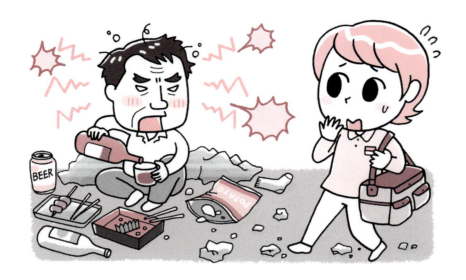

状況 あなたが訪問すると、泥酔した利用者がいら立っている様子で「何の用だ！」と大声で騒ぎ始めた。

第1・2ステップ：暴力の危険要因をあげてグループで1つに絞る

	1	
	2	
	3	

第3ステップ：発生時の具体策を各自で1つあげ、1例ずつロールプレイで実践

◎	No	具体策
	1	
	2	
	3	

第4ステップ：グループで最も適切な具体策を1つ選び、ロールプレイで実践し確認する

第3章 暴力・ハラスメントの現場対応のポイント

 訪問看護師版：暴力の KYT 場面集

場面 ❸ 会話の途中で太ももを触ってきた利用者に対応する

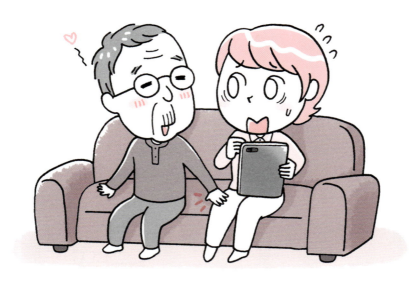

状況　利用者と会話をしていたところ、突然、「あんたきれいだなぁ」とニヤニヤしながら太ももを触り始めた。

第1・2ステップ：暴力の危険要因をあげてグループで1つに絞る

	1	
	2	
	3	

第3ステップ：発生時の具体策を各自で1つあげ、1例ずつロールプレイで実践

◎	No	具体策
	1	
	2	
	3	

第4ステップ：グループで最も適切な具体策を1つ選び、ロールプレイで実践し確認する

訪問看護師版：暴力の KYT 場面集

場面 ❹ 大きな声で怒り続ける利用者に対応する

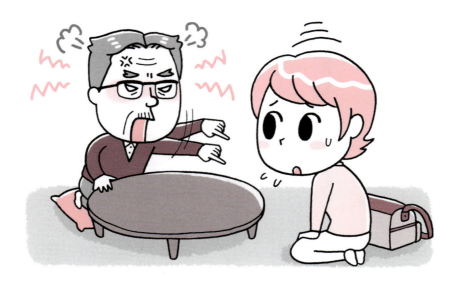

状況 あなたが訪問すると、今日の利用者は不機嫌そうで、「座って！」と指示し、大きな声で怒鳴り続けた。

第1・2ステップ：暴力の危険要因をあげてグループで1つに絞る

	1	
	2	
	3	

第3ステップ：発生時の具体策を各自で1つあげ、1例ずつロールプレイで実践

◎	No	具体策
	1	
	2	
	3	

第4ステップ：グループで最も適切な具体策を1つ選び、ロールプレイで実践し確認する

第3章 暴力・ハラスメントの現場対応のポイント

訪問看護師版：暴力のKYT場面集

場面⑤ お茶やお菓子を強く勧める家族に対応する

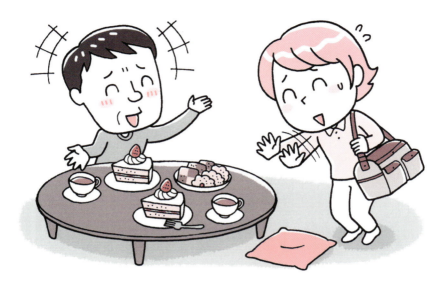

状況 家族がお茶やお菓子を準備し勧めてきた。断っても何度も強く勧めてきた。

第1・2ステップ：暴力の危険要因をあげてグループで1つに絞る

	1	
	2	
	3	

第3ステップ：発生時の具体策を各自で1つあげ、1例ずつロールプレイで実践

◎	No	具体策
	1	
	2	
	3	

第4ステップ：グループで最も適切な具体策を1つ選び、ロールプレイで実践し確認する

109

訪問看護師版：暴力のKYT場面集

場面❻ 業務外の要求をする家族に対応する

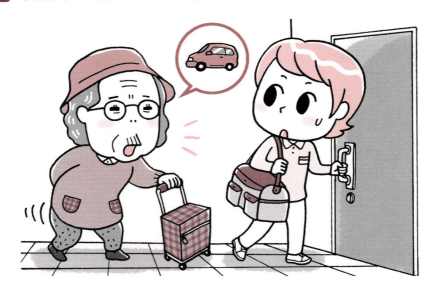

状況 訪問時間が終了し、あなたが帰ろうとすると、家族が「買い物に行きたいから車に乗せて！」と言ってきた。

第1・2ステップ：暴力の危険要因をあげてグループで1つに絞る

	1	
	2	
	3	

第3ステップ：発生時の具体策を各自で1つあげ、1例ずつロールプレイで実践

◎	No	具体策
	1	
	2	
	3	

第4ステップ：グループで最も適切な具体策を1つ選び、ロールプレイで実践し確認する

第3章 暴力・ハラスメントの現場対応のポイント

訪問看護師版：暴力のKYT場面集

場面 ❼ 昼夜問わず何度も電話をかけてくる利用者に対応する

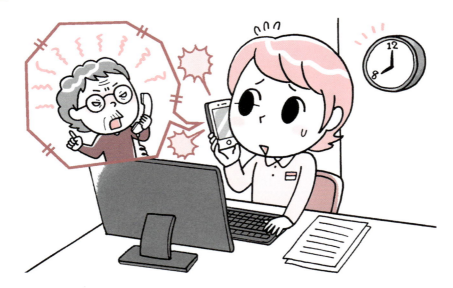

状況 緊急電話に1日に何度も電話をかけて、長々と訪問看護師のサービスに関する不満を言い続ける。

第1・2ステップ：暴力の危険要因をあげてグループで1つに絞る

	1	
	2	
	3	

第3ステップ：発生時の具体策を各自で1つあげ、1例ずつロールプレイで実践

◎	No	具体策
	1	
	2	
	3	

第4ステップ：グループで最も適切な具体策を1つ選び、ロールプレイで実践し確認する

訪問看護師版：暴力のKYT場面集

場面 ❽ 脅迫電話をかけてきた利用者に対応する

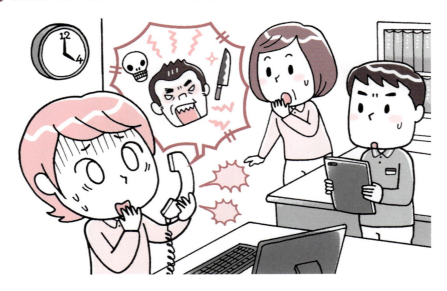

状況 利用者からの電話で用件を尋ねたところ、「今からぶっ殺しに行くから待っていろ」と言って、一方的に電話が切られた。

第1・2ステップ：暴力の危険要因をあげてグループで1つに絞る

	1	
	2	
	3	

第3ステップ：発生時の具体策を各自で1つあげ、1例ずつロールプレイで実践

◎	No	具体策
	1	
	2	
	3	

第4ステップ：グループで最も適切な具体策を1つ選び、ロールプレイで実践し確認する

暴力のKYT場面集解説

場面❶ 訪問先へ移動中に体調が悪い人に対応する

　事業所から訪問先への**移動中の危険**を回避することを学習する場面です。訪問先へ向かって車を運転中であっても、目の前に体調が悪そうな人を見つけたら、すぐに車を降りて、駆け寄って支援するべきと思っていませんか。

　イギリスの安全運転プログラムは、苦しんでいる人や援助を求めている人がいたら、スタッフは車を止めるのではなく、適切な救急サービスに連絡するように勧告しています[3]。実際のインシデントとして、スタッフが道端で苦しんでいる女性を助けるために車を止めている間に、身を隠していた男が急に飛び出してスタッフを刺し、持ち物を奪ったというケースが報告されています[3]。

　この場面の暴力のKYTとして、第1ステップ、第2ステップで、どこまで潜在する危険を想定でき、危険要因を絞り込めたでしょうか。車を降りて、刺されることまで想定できなかったとしても、車ごと強奪され、その際、抵抗すれば暴力をふるわれる危険は予知できたでしょうか。車には現金、利用者の個人情報に関する資料など、さまざまな物品があります。訪問先への移動は原則1人で、安全確保は個人に委ねられています。車を降りるときに、どのような危険があるか考えておきましょう。そして、車で移動中に援助を求めている人を発見したら、車のスピードを下げ、注意深く観察し、行き過ぎて自身の安全が確保されるところで、車から降りずに救急車を呼びましょう。その際、位置情報、援助を求めている人の特徴について、落ち着いて説明しましょう。これは一案です。あらかじめ事業所で、このような場面での手順を決めておく必要があります。

　他にも移動中の危険を考えておきましょう。徐行運転するときや信号で一時停車のときに、車のドアはすべてロックしておき、窓を閉めておきましょう。諸外国では車に護身用の唐辛子スプレーや塩を置いておく場合がありますが、日本においても過剰防衛と思わずに運転中の安全をよく考えておくとよいでしょう。夜間だったり、人気のない場所だったり、街灯のない細い道

だったり、いざというときに対応するのは自分１人です。

　訪問時間に間に合わず、時間が切迫していても近道をせずに、事業所で決めた安全なルートで向かいましょう。あらかじめ訪問時間に遅れることが予測できれば、訪問先に電話で連絡をしておきましょう。訪問先で車を駐車する際には、進行方向に面した明るい場所に駐車します。それが難しい場合には、必ず車をバックで駐車し、緊急時すぐに発進できるようにしておきます。また、車用ステッカーはつけないようにしましょう。車内に金銭や薬物があると思われ、車を物色される危険が高まります。また、待機中といった掲示も、車内を物色するために十分な時間があることを示していることになるので、待機中の掲示はしないようにしましょう。

　もし、定期的に訪問をする必要がある場合には、暴力のターゲットにされないように、訪問の日時を変えましょう。また、ここでは、車での移動の場面でしたが、徒歩で訪問先に向かっている場合、誰かにつけられていると感じたら、近くのスーパーマーケットのような人の多い建物に入り、助けを呼びましょう。訪問先の近くにコンビニエンスストアや店がないか、夜間も営業しているのかなど、あらかじめ確認しておきましょう。

場面❷ 泥酔している利用者に対応する

　訪問開始時の危険を回避することを学習する場面です。訪問したら、利用者がいら立っている様子で、「何の用だ！」と大声を出しています。泥酔しお酒を飲み続けている状況です。飲酒や薬物使用は、暴力発生の危険がとても高い状況です。訪問した際、利用者あるいは家族がアルコールを摂取している場合に、どう対応するかを問われています。

　この場面では、実際に家の中にスタッフが入って関わっていますが、第４ステップで皆さんが選んだ対応はどのようなものでしょうか。基本的にはスタッフは、利用者の家に着いたらドアが開けられるまで外に立ち、家の中に入る前に危険予知をする時間をつくっておきます。鍵がかかっておらず、中から声がしても、基本的にはドアが開くまで外で待ちます。もし被害につながる危険を感じたら、何らかの口実をつくってその場を後にし、別の日に予

約の調整をします。

　訪問時に、予測していた状態と違っていた場合には、訪問の目的を修正し、自分が脅威や危険を感じる、いかなる場所にも立ち入らないようにします。しかし、それでもスタッフは「お酒を飲んでいても、事情がどうであれ、できる限りケアをしなければならない」という道義的な義務感を抱いて無理に業務を遂行しようとする場合があります。そのような危険な状況に陥らないためにも、あらかじめ危険を察知した場合に、どのような手順で訪問を中止とするのか、事業所で決めておきましょう。

　諸外国では、利用者や家族が飲酒している場合には、スタッフは家に入らず、訪問を中止する判断をし、利用者宅から離れます。そのことを管理者に報告し（あるいは事業所で決められた方法をとる）、記録をします。危険が高いとみなされる状況では、バディシステム*、タクシーで行って運転手を待たせる、場合によっては警察に待機してもらうことが推奨されています。

　日本においても、訪問時の危険、例えば、暴力や攻撃の前歴がある、アルコールや薬物依存の利用者や家族である、精神疾患の患者で精神的に不安定になるなど、スタッフが身の危険を感じた場合には、事業所ですでに決められている手順にしたがって、スタッフはただちにその家や敷地から立ち去るべきです。このとき、スタッフは自分が訪問看護の業務ができなかった理由

＊バディシステム（buddy system）
　イギリスでは、攻撃・暴力行動や潜在的な攻撃的行為に関する患者・家族の経歴などから考えて、スタッフが安全でないと感じるときのために、バディシステムが推奨されています[3]。一般的には2人で1組となって、互いに助け合いながら作業をする安全管理法の1つです。消防やスキューバダイビングなどでも用いられています。訪問看護の場合のバディとは、ペアとして選ばれた同僚であり、相手の行動をよく知っていて、連絡先およびサポート提供の役割を果たします。スタッフ間で日常の業務計画を立て、連絡をとり合い、勤務についている間の所在を知らせておきます。指定された時間内でスタッフAから報告がなかったときは、スタッフBはフォローの連絡をします。他には、在宅患者の訪問を行うすべての機関で、情報交換と共同作業を確保するシステムをつくり上げることも有用です。これにより、複数の事業所による共同訪問が調整できるのであれば、現場でのサポートが提供できるだけでなく、1件あたりの訪問回数を減少させることが可能です。ただ、そのような活動には時間を要し、そのシステムを成功させようとするのであれば、事業者間で適切なコミュニケーションが必要となります。

について、事業所に報告し、安全な場で記録を残しておきます。危険な状況がなくなるまで訪問先に戻ってはいけません。この場合、利用者がすでに泥酔状態であり、改善するまで時間がかかるので、訪問看護師役は家には入らず、利用者役に説明し、家から離れ、管理者あるいは事業所に連絡を入れ、どのように報告するかまで、ロールプレイで実践します。

　他にも訪問時の危険を考えておきましょう。家で飼っている動物にも注意が必要です。家に入る前に移動してもらうよう依頼しましょう。また、常にドアや人目につく窓の近くに身を置くなど、安全な位置で対応できるように努めましょう。他にも注意事項があります。家庭内のけんかの仲裁はしないことを決めておきましょう。身につける衣服や靴の種類についても配慮が必要です。衣服は派手でなく適切なものを選び、利用者や家族を興奮させないようにしましょう。また、動作の邪魔になる靴や走りにくい靴は避けましょう。ネックレス、聴診器、ひも付きの身分証明書など、首を締めるのに使えるようなものを自分の首にぶら下げないようにしましょう。最後に、少しでも危険情報があれば、薬物・飲酒の影響が少ない時間帯を選んで訪問するなど、危険を避ける方法をとりましょう。

場面❸ 会話の途中で太ももを触ってきた利用者に対応する

　セクシュアルハラスメント（セクハラ）発生時の対応を学習する場面です。利用者宅でセクハラが発生したときは、1人で回避しなければなりません。ここでは、利用者と会話をしていたところ、突然、身体を触られたときの対応について考えます。

　あいさつやコミュニケーションで、握手や背中や肩を軽く触れた場合、セクハラになりません。その見極めは、文脈の中で自然な言動かどうか、業務上において必要な言動かどうか、性的に不快と感じない言動かどうかです。セクハラは、初期対応が大切です。笑顔で対応し、はっきりと断らない曖昧な態度は、行為者の言動をエスカレートさせます。

　まず、太ももを触っている手を行為者の身体に戻し、同時に「太ももを触

ることをやめてください」と言い、触られない物理的距離まで離れます。胸を触られたときも、触った手がすぐに離れても、「胸を触ることをやめてください」と言い、いったん離れます。言葉の場合も「その話はやめてください」と言い、いったん離れます。大声を出す必要も、きつく言う必要もありません。普通の声のトーンで、具体的な行為を明確にして、離れるという動作は、人を傷つけるものではありません。「セクシュアルハラスメントをやめてください」と言うと、行為者は「そんなつもりはない」「そんなふうに言うのは失礼だ」と怒り出すかもしれません。より危険な状況にならないよう言いかたには工夫が必要です。受け止めかたや解釈を入れずに、行為を具体的にし、速やかに離れる行為で十分に意思が伝わります。距離をとっても、距離を縮め、近づいてくるようであれば、口実をつけて（あるいは事業所で決められた方法に従って）、訪問を中止します。

　NG の対応は、「多少触られてもケアが終わればそれでいい」とスタッフがあきらめてしまい、セクハラに対応しないことです。また、相手を傷つけないように笑ってごまかすという対応です。相手を傷つけないようにと一見、相手に配慮しているような表現ですが、見かたを変えれば相手は善悪がつかない、相手は何を言ってもわからないと見下しているととらえることもできます。利用者は本当に善悪の判断がつかない、自分の行動に責任がもてない人でしょうか。私たちが毅然と対応すれば、セクハラはエスカレートせず、あるいは発生させる頻度が少なくなります。また、スタッフが手を握り返し続け、太ももを触らせないようにしている対応は、NG 対応です。必要以上に手を握ることも不適切な対応です。

　訪問先でのセクハラの発生を証明することは困難です。2 人訪問では発生のリスクが低くなります。それは、2 人同時に身体を触れることが困難なことと、1 人が証人となること、2 人で対峙するという力動が働くことがあるからです。また、事業所に戻って、どのようなセクハラがあったのか報告をすることで、相手のパターンを把握でき、同じようなシチュエーションをつくらないように、防御できます。被害を受けた人が報告したら、速やかに事業所内で話し合い、対応を決めることが大切です。

　日本でセクハラが発生したときに、防犯ブザーを鳴らすことをポスターで

周知し、夜間に防犯ブザーを看護師に携帯させている病院があります。その後、病棟ではセクハラがなくなったとのことです。組織の対応方針が明確なところでは、無用なハラスメントの発生を抑止することができます。

　利用者宅で、あるいは訪問先までの移動中に、防犯ブザーを鳴らすかどうか、事業所内であらかじめ検討しておく必要があります。もし使用する場合には、スタッフは防犯ブザーなどの装置を安全で適切に使うよう訓練を受けるべきです。装置は、あくまでも安全性を増すための補助的な物品であり、インシデントの発生そのものを防ぐことはできません。主な活用法としては、スタッフがうまく逃げるために、相手の気をそらし、数秒の時間的余裕を得ます。確実に助けを受けることが不可能で、逃げきれないのであれば、装置の使用が攻撃を受ける危険を高めることにもなります。アラームを鳴らすと大抵の場合は、行為者は追撃するより前に、その装置を止めることに注意が向きます。そこで効果的な使いかたとしては、アラームを鳴らした後にその装置を放り出すことです。

場面 ❹ 大きな声で怒鳴り続ける利用者に対応する

　暴言発生時の対応を学習する場面です。ここで大切なのは、暴言の内容をしっかり聞くことではありません。聞けば聞くほど、暴言はエスカレートしていきますので、時間をかけてしっかり聞く対応はNG対応です。事業所で、暴言発生時の対応を決めておく必要があります。最初の5分あるいは15分はしっかりと聞き、決められた時間が過ぎた場合に、いったん用事があると利用者宅を出ます。管理者に報告し、もう一度、利用者宅に戻ります。状況が変わらないようであれば、訪問中止を伝えます。あるいは、管理者に電話を代わり、対応を委ねます。暴言のエスカレーションを防止するスキルは、3つの"かえる"を使います。「場所をかえる」「時間をかえる」「人をかえる」です。

　暴言が続くようであれば、事業所で決められた時間は対応し、その時間を超えた場合は、利用者宅を一度、出て、「場所をかえる」「時間をかえる」を使います。暴言を吐いて興奮した行為者をクールダウンするために必要な対

応です。次に、再度訪問し、状況が変わっていなかったら、家に入らず、訪問中止を伝える、あるいは管理者に電話を取り次ぎ、「人をかえる」ことで対応します。

また、原則、1時間以上話を聞くことはしませんが、訪問時間を延長する可能性が高い場合には、あらかじめ時間を決めておいて、その時間に事業所から電話連絡を入れてもらい、「人をかえる」ことで対応します。

場面 ⑤ お茶やお菓子を強く勧める家族に対応する

訪問中の危険を回避することを学習する場面です。家族が準備をしてくれた物を断るのは大変です。うまく断らないと、家族が立腹する可能性があります。しかし、実際のインシデントとして、飲み物に薬物混入があったケースを、筆者は複数件把握しています。薬物は、手持ちの薬、違法な薬、洗剤・漂白剤など、身近な物を使用されています。車を運転して事業所に戻るのであれば、運転中の危険度はさらに高まります。

家族に勧められた物を断ることは、なぜできないのでしょうか。それは、嫌われたくないという感情が根底にあるためです。病院に勤務する看護師は、患者や家族に嫌われたくないという感情はそれほど強くありません。しかし、訪問看護は契約関係にあり、直接利害が絡むため、1対1の関係を意識せざるを得ません。嫌われるということは、訪問に来なくてよいと言われる、つまり契約（利益）につながることを意味するためです。これまでに築いた関係性を壊したくないということも同じ意味です。本来、人気商売ではないので、ケアの質（業務内容）で信頼を築くことが基本ですが、関係構築に不安を感じると、人は防衛的に行動するため、利用者や家族の要求をすべて受け入れようと行動します。

事業所で訪問先では飲食をしないことをルールとして決め、徹底させましょう。1人でも勧められた物をいただくことがあれば、それはルール違反ということになります。断りかたもチームで統一しないと、家族の不満が高まります。第4ステップで決めた対応（ロールプレイで実践）を、全スタッフがとれるようにしましょう。

場面 ❻ 業務外の要求をする家族に対応する

悪質クレーム発生時の対応を学習する場面です。業務外の要求を適切に断らないと、要求はエスカレートしていきます。実際に、家族が「買い物に行きたいから車に乗せて」と言い、車に乗り込んできたというケースがあります。1つの要求を満たすと、次から次へと理不尽な要求をしてきますので、初回でうまく対応する必要があります。無理な要求には、**表4**のように対応します。接遇研修で習ってきた枕詞、クッション言葉を使いません。手短に簡潔に一言で返します。

「買い物に行きたいから車に乗せて」と言われたときには「できません」と回答。「どうして？」と聞かれたときには、「事業所の方針です」と回答。「責任をどうとるつもり？」と言われたときには、「責任をとるとは、具体的にどういうことですか？」と回答。「誠意を見せろ！」と同様ですが、曖昧な要求には、事実確認の質問をし、行為者の理不尽な要求内容を明確にします。「訴える」と言われたときには、「（本件で）問い合わせがあれば対応します」と回答。揚げ足をとられるので、対応例のように短い文章で答えます。業務外の要求に対しては、曖昧な態度を最初からとらないことです。

表4　悪質クレームの対応例

悪質クレーマー	訪問看護師
・○○しろ！	・できません
・どうしてできないんだ！	・事業所の方針です
・どうしてこうなったのかわかっているんだろうな	・わかりません
・責任をとれ！　誠意を見せろ！	・具体的にどういうことですか？
・○○に言うぞ！　訴えるぞ！	・問い合わせがあれば対応します

場面 ❼ 昼夜問わず何度も電話をかけてくる利用者に対応する

　業務妨害が繰り返されている場合の対応を学習する場面です。緊急電話に1日に何度も電話をかけてきて、長々と訪問看護師のサービスに関する不満を言い続ける場面です。不満については、電話で対応することをやめましょう。電話で対応し続けるのではなく、一度、場を設けて、しっかり話を聞き、解決策を話し合います。話し合いが決裂した場合には、電話をかけてきても、「その件は話し合いました」「その件は電話で話し合いができません」と伝え、電話を切ります。悪質で執拗な場合には、弁護士に相談する、警察に相談するなどの対応をし、長引かせないことです。

場面 ❽ 脅迫電話をかけてきた利用者に対応する

　脅迫発生時の対応を学習する場面です。実際のインシデントでは、精神疾患の患者から電話があり、「今から殺しに行くので待っていろ」と言って電話を一方的に切られました。そのとき、事業所にはスタッフが1人しかいませんでした。事業所のスタッフから連絡を受けた管理者は、まず警察に通報し、事業所のスタッフに戸締りを厳重にするように伝え、訪問中のスタッフたちに電話で連絡をしていました。その後、包丁をもって事業所に来た患者はその場で待機していた警察に連れて行かれ、事なきを得たというケースです。

　諸外国では、避難訓練と同様、実際に不審者のふりをして事業所に脅迫電話をかけ、スタッフが警察に通報できるかどうか、シミュレーションを行っています。日本でも病院の外来で不審者が刃物をもってきたという設定で、実際に警察に通報し、警察が来るまでの間、どのように対応するのか、訓練をしています。このシナリオは警察OBが作成し、午前の診療が終わった外来を貸し切って、実際に警察通報し、警察がどのくらいの時間で現地に到着するか、それまで刃物をもった不審者に職員としてどう対応するのか、確認します。

この場面のような事態が発生した際、事業所でどう対応するか、一度はロールプレイを実施し、チームとしての対応を決めておきましょう。特に、警察通報のレベルは決めておき、空振りになることを恐れず、実際の場面では対応しましょう。

引用・参考文献
1）中央労働災害防止協会編．危険予知活動トレーナー必携．東京，中央労働災害防止協会，2012，103-27．
2）三木明子 編著．ひとコマイラストでわかる！ 医療安全学習にそのまま使える．ガマンしない、させない！ 院内暴力対策「これだけは」：あらゆる暴力への対応を掲載．現場から17の取り組み例を紹介．坂本すが 編．東京，メディカ出版，2017，34-99（医療安全BOOKS 6）．
3）池田明子ほか 監訳．医療現場の暴力と攻撃性に向き合う：考え方から対処まで．Violence and Aggression in the Workplace：a practical guide for all healthcare staff（Paul Linsley）．東京，医学書院，2010，164-78．

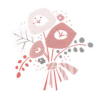

第3章 暴力・ハラスメントの現場対応のポイント

 訪問看護師版：暴力のKYT場面集

暴力のKYTシート

第1ステップ：暴力の危険要因を想定する【どんな暴力の危険があるのか】

潜在する暴力の危険を発見・予知し、危険要因により引き起こされる現象を想定する

	No	危険要因と現象「～なので……になる」「～すると……になる」と書く
	1	
	2	
	3	

第2ステップ：重大な暴力の危険要因と現象を絞り込む【重要な暴力の危険は何か】

予知した暴力の危険要因と現象のうち重大な危険要因を絞り込む

＊上の左欄に◎を1つ記入

第3ステップ：発生時の具体策【自分なら暴力にこう対応する】

重大な暴力の危険要因と現象を解決するために、具体的で実効可能な対策を考える

◎	No	具体策
	1	
	2	
	3	

第4ステップ：チーム行動の目標【私たちは暴力にこう対応する】

具体策から重点項目を絞り込み、それを実施するためのチームの行動目標を設定する

チームの行動目標

訪問看護師版：暴力のKYT場面集

暴力のKYTシート（場面2の記入例）

第1ステップ：暴力の危険要因を想定する【どんな暴力の危険があるのか】

潜在する暴力の危険を発見・予知し、危険要因により引き起こされる現象を想定する

	No	危険要因と現象 「～なので……になる」「～すると……になる」と書く
	1	泥酔しているので話し掛けると興奮して威嚇する
◎	2	泥酔しているので要求が通らないとすぐに暴力をふるう
	3	興奮して話が長くなり長時間拘束される

第2ステップ：重大な暴力の危険要因と現象を絞り込む【重要な暴力の危険は何か】

予知した暴力の危険要因と現象のうち重大な危険要因を絞り込む

＊今回、No.2「泥酔しているので要求が通らないとすぐに暴力をふるう」を選択

第3ステップ：発生時の具体策【自分なら暴力にこう対応する】

重大な暴力の危険要因と現象を解決するために、具体的で実効可能な対策を考える

◎	No	具体策
2	1	十分な距離を保ち関わり、暴力発生時には速やかに逃げ、安全な場所で事業所に電話で報告する
	2	「今日はAさんがお酒を飲んでいる状態なのでケアができないので帰ります」と伝え、訪問を中止する
	3	議論をせず、興奮しないように留意しながら、積極的にコミュニケーションをとり続ける
	4	無理な要求には「できない」と毅然と伝え、その場での関わりを継続する

第4ステップ：チーム行動の目標【私たちは暴力にこう対応する】

具体策から重点項目を絞り込み、それを実施するためのチームの行動目標を設定する

チームの行動目標
訪問時、利用者が泥酔している場合には、ケアができないことを伝え、訪問を中止とする。

第 **4** 章

暴力・ハラスメントを防止するための現場の取り組み

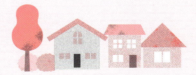

1-1 各事業所の取り組み 医療法人財団健和会 訪問看護ステーション

1 暴力・ハラスメントについてのリスクマネジメント

　筆者の所属する医療法人以外に、社会福祉法人をはじめ、15法人が理念を共にするグループとなり、16事業82事業所の介護事業に関する運営をしています（2018年12月現在）。

　当法人の訪問看護事業所では、マニュアルやフローは作成されていました。しかし、機能していませんでした。暴力・ハラスメントが起こっていましたが、現場それぞれの判断で対処し続け、スタッフが休職や退職に追い込まれる事態となったのです。インシデントレポートには「クレーム」として報告されており、その対応を、利用者・家族の要求に応えることを改善策として現場で対応していました。「悪質クレーム」という認識がなかったため、「暴力・ハラスメント」の対応とはなっていなかったのです。このことが、一事例だけではなく、数例続いたこともあり、暴力・ハラスメントに対する職員アンケートを実施、実態を把握し、事業所ごとの対応ではなく、法人単位の対応の見直しを検討するに至りました。

事業所の概要

- **事業所名** 医療法人財団健和会　訪問看護ステーション（7カ所合計）
- **設置主体** 医療法人財団健和会
- **所在地** 東京都足立区（本部）
- **利用者数**（7カ所合計）（2018年度）月平均利用者数：1,107名
　月平均訪問件数：6,890件（医療2,322件、介護3,721件、訪問リハ847件）
- **スタッフ数**（7カ所合計）113名（看護師91名、理学療法士9名、作業療法士2名、事務員11名）、常勤換算80.1名

2 「悪質クレーム」という認識がなかった

　事業運営を統括する立場として介入した事例で、共通していたことは、言葉や行動も含めた強く執拗なクレームを一定のターゲットに向けて訴えてくる、いわゆる「悪質クレーム」ということでした。暴力的で、警察沙汰になるような行動が明らかに認められた事例であれば、警察にすぐに介入してもらえます。しかし、「悪質クレーム」はすぐにスタッフの生命に危機が迫るものではないため、それぞれの報告書を見ると、長期間にわたり相手の要求に応じた改善策を立てて、「様子を見る」という状況が続いていました。また、事例への訪問看護サービスの提供期間に注目してみると、短くても3年、長くて15年であり、長期間にわたり、スタッフたちは過度な「利用者・家族の要求」への対応に苦しんでいた様子が伺えました。当法人のサービス提供体制は、基本的には、担当制であり、担当者と利用者の関係構築が大きく影響していました。

　主にハラスメントのターゲットにされたスタッフは、新しく担当になったスタッフまたは代理で訪問したスタッフでした。利用者と訪問看護師の関係構築が未熟な場合、ハラスメントを受けやすいのです。ハラスメントを受けた後、不安や恐怖から1人では訪問に行けなくなってしまっていました。このような場合、現場では最初の対応策として複数名の訪問で対応します。所長または職責者（所長・主任・副主任）がクレームの事実確認なども含めて同行または代行訪問し、事実を把握した後は、複数名体制を維持するか、もしくは担当を変更するかなどを検討していました。その間に、訪問看護指示書の発行元の主治医と担当ケアマネジャー、必要時は地域包括支援センターにトラブルについて報告し、事業所としてサービス提供の継続もしくは中止についての相談も行っていました。この時点で、所長、職責者の対応でトラブルを納めてしまえれば（悪質クレームがストップできれば）、その訪問は引き続き実施され、統括である筆者まで報告されることはありませんでした。

3 複数名訪問の問題点と契約解除に関する対応のポイント

　ハラスメント対策として、複数名で訪問をする場合も、「複数名加算」を訪問看護費や療養費として算定するには、利用者本人・家族の金銭的負担増を含めた同意が必要なため、実際に算定をとるのは困難であり、すべて事業所の持ち出しとなります。複数名対応が長期化すると、対象者に訪問できないスタッフを抱えながら調整をするため、他の利用者の訪問体制にも大きく影響します。特に、緊急呼び出し時に対応するため、複数名体制を整えることは、少人数の訪問看護事業所では、職員の心身負担や疲労となっていったのです。

　介護保険の場合、当法人の契約書の「事業者はやむを得ない事情がある場合、利用者に対して、契約終了の1カ月前までに理由を示した文書で通知することにより、この契約を解除することができます」や「事業者は、利用者またはその家族が事業者や訪問看護師に対して本契約を継続し難いほどの不信行為を行った場合は、文書で通知することにより、直ちにこの契約を解約することができます」という文言に従って、契約を解除することがルール上できることになっていました。この文言に沿って、法人の顧問弁護士に入ってもらい、対応できた事例もありました。

　しかし、医療保険の訪問看護の場合、（当法人も契約書を交わしていますが）、契約行為ということではなく、また、医療上在宅療養には訪問看護が不可欠な場合が多いので、訪問看護契約解除のためには、主治医との話し合いを密にして、地域の別の事業所に指示書を発行してもらうか、一時入院できる施設を探すなど、他医療機関への連携ができるように調整する必要があります。単に「ハラスメントをされるので、お宅に伺えません」と翌日から訪問を中止することは倫理上できないのです。

　実際に引き継ぐまでには一定の労力と時間が必要であり、ケアマネジャー、地域包括支援センター、主治医を巻き込んで話し合う必要があります。当法人で対応した事例は、地道に地域の訪問看護ステーション連絡会で実態を話して協力を求めていった結果、何とか引き継ぎ先を見つけました。引き継ぎ

先の所長には、ハラスメントがひどくなったら、また別の訪問看護事業所に協力を求め、相互に協力し合う約束をしました。

4 ハラスメント対応を通して得た問題意識

このようにハラスメント事例に対応する中で、3つのフェーズでの対応が必要と考えました。
1) 当法人訪問看護師を対象とした取り組み
2) 当法人・グループ単位での介護事業者を対象とした取り組み
3) 法人外の訪問看護事業所や自治体に向けての取り組み
以下で詳しく説明していきます。

1 当法人訪問看護師を対象とした取り組み

① 実態調査の実施

当訪問看護事業所の全職員に対し、実態調査を実施しました。その結果、利用者・家族からの暴力・ハラスメント経験率は、林ら[1]の研究結果の50.3%に比べて82.6%と高いことがわかりました[2,3]。そして、37.8%の職員が経験後離職を考えていました。職員の暴力・ハラスメントに対する意識は高く、問題発生時の上席者への報告はおおよそ徹底されていたものの、その後の上席者や法人の対応の不明確さに不満を抱いていることがわかりました。

② 暴言・暴力・ハラスメント対応を振り返る

セクシュアルハラスメント（セクハラ）についての当法人のマニュアルは、2006年の改正男女機会均等法後に、「セクシュアルハラスメント」として他のマニュアルに追加作成され、2012年にさらに現場で活用できるようにとフローを作成しています。規定は、法人が「ハラスメント規定」として2014年11月に更新していますが、職場内での認識は文書通達のみで、行動マニュアルとして伝わっていない現状がありました。実際、インシデントレポートとしてセクハラに関する事例があがってきたことはありません。通勤中のストーカー被害が数件ありましたが、それは業務中に起こっていることではないので、レポートとしてあがってくることもなく、所長から直

接、対応について統括である筆者に問い合わせがあり、近隣警察に申し入れをし、対応をしました。

　既存のハラスメントフローによれば、報告を受けた段階で、2名対応となっています。2名対応で加害者への注意勧告および措置をするとし、その後の対策として、担当者の変更→2名以上での訪問→サービス停止となっています。しかし、アンケート結果では、多くの人が暴力・ハラスメントを体験しているにもかかわらず、報告書としてはあがってきていませんので、実際現場でどう対応しているのかが不明でした。現場の実態がどうなのか、全体所長会議でヒアリングをしました。

　「言葉の嫌がらせや暴言の人は、やっぱり人を選んでいるので、まず2名体制で対応しますが、続くようだったら担当を変えるしかないし、自分（所長）が担当するしかない」「言い掛かりみたいなハラスメントをしてくる人は『クレーム』としてあげますが、是正はできないです。対応でいっぱいです」などと、「暴力・ハラスメントは許さない」といった組織の共通認識は弱く、上席者への報告をする必要性の認識はあっても、報告書としてあがってこないことが所長からのヒアリングで明らかになりました。そこで、以下のような取り組みをすることとしました。

③ ハラスメント対応の体制強化と予防

① 職責者（所長・主任・副主任）の対応研修会の実施

　対応については、実際の場面で、職員が対応できるかが大きな鍵です。上席者の対応についての不安・不満がアンケート結果であったことからも、まず職責者の対応研修を実施しました。その後、職責者から職員にどこまで伝わって対応できているか、未確認ですが、職員がハラスメントを受けたときの対応レポートが所長からあがってくるようになりました。

② 新入職員オリエンテーションの項目に追加

　訪問看護が初体験となる新入職者の、オリエンテーションの項目にも入れました。職責者の研修を受けた所長が、実際の場面対応も含めた利用者・家族からの暴力・ハラスメントの対応を説明しました。不安を助長するのではなく、サポート体制があること、必ず躊躇せず、報告すること、を話しています。

③ 防犯ブザー・携帯電話録音機能の整備と実際の運用方法の確認

防犯ブザー（電灯つき）は、全職員に配布し、訪問バッグに装着し、訪問するようにしています。夜間の呼び出しなどで、移動中の危険対応もさることながら、訪問中1人での対応で、暴力をふるわれそうになったときに、相手を音で威嚇、ブザーを投げてその隙に逃げるなど、使用方法の確認などを職場で実施しました。訪問看護師全員が使用する仕事用携帯電話の録音機能について確認しました。相手に言われた言動や行為をやめてもらいたいという気持ちが少しでもあれば、自身を守る手段として、相手の許可をとることなく、使用することを認めています。密室で起きていることの事態の把握が目的です。

④ 契約書・重要事項説明書の見直しと「訪問看護ステーションからのお願い」を作成

契約書・重要事項説明書等文書の見直しも実施しました。契約書の文言、「事業者はやむを得ない事情がある場合、利用者に対して、契約終了の1カ月前までに理由を示した文書で通知することにより、この契約を解除することができます」や「事業者は、利用者またはその家族が事業者や訪問看護師に対して本契約を継続し難いほどの不信行為を行った場合は、文書で通知することにより、直ちにこの契約を解約することができます」に沿って対応できたこともありました。

しかし、重要事項説明書や契約書を、一字一句契約時に説明しても、多くの利用者、家族の記憶に残ることはあまりありません。契約書等に細かく法的対応手段として、これ以上文言を付け加えることは、暴力・ハラスメント対応手段としては、あまり効果がないと考えました。むしろ予防的視点に立って、利用者・家族との関係構築がスムーズになることを目的とし、「お互いに協力して、Aさんの在宅療養生活を支えていきましょう」というメッセージ性をもったお願い文書を作成しようと、法人の訪問看護ステーション品質管理委員会（法令遵守・内部監査・顧客満足度・リスクマネジメント）で話し合い、文書を作成しました（次頁図1）。内容は下記⑤で解説していきます。

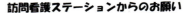

図1 訪問看護ステーションからのお願い
（当訪問看護ステーションで作成）

⑤「訪問看護ステーションからのお願い」の内容

それぞれの項目は、今までインシデント報告され二次被害に及んだケースを考慮し、抽出されました。短い文章ですが、「協力をお願いしたい」というメッセージを含んで、契約時または初回訪問時に、契約書・重要事項説明書とともに利用者や家族に説明し、渡すこととしました。内容は以下のとおりです。

職員に対する金品等の心付けはお断りしています
また大切な金品・貴重品等の保管にご協力ください

「職員がお茶やお菓子、お礼の品等を受け取ることを事業所として禁止しています」としました。どんなに断っても無理に勧めてくる利用者や家族に対して、「事業所として」禁止しているということをまず伝え、職員が断りやすくしました。例外でお茶や利用者がつくったものをいただくケースもありますが、そのときは、「事業所として」いただくことを「判断」しようというルールです。

「金品等の保管」の項目は、職員に盗難の嫌疑をかけられることが最近続いているので追加しました。自宅で保管している利用者の現金またはそれに準ずる貴重品が、紛失または盗難されたと、利用者本人・家族から警察に届け出がされると、訪問看護ステーションに警察が連絡、時には事務所に来所することがあります。それだけでも、訪問していた職員にとって大きな影響があります。利用者に、「あなたが盗んだんでしょ。もう来ないで」などと直接怒鳴られ、さらに警察から連絡を受けた上席者に「本当に大丈夫だよね」などと確認され、職員は二重にショックを受けてしまうこととなります。そのようなことにならないように、「保管」の協力をお願いするのです。

ペットをケージへ入れる、リードにつなぐ等の協力をお願いします

訪問中に起こるペットに関するトラブルも増えています。利用者としては、家族同様のペットですが、職員が安全にケアを行うために、居室以外の場所に移動してもらうか、ケージに入れるまたはリードにつないでもらうことの協力をお願いします。職員が訪問中、ペットにかまれた場合、第三者行為とみなされ、医療保険や労災保険の対象から外れてしまいます。そのときには治療費を、ペットを飼っている利用者や家族にお願いしなければならないことも付け加えました。

見守りカメラの設置を含む職員を撮影する際は、一言お伝えください

独居の利用者を見守るため、居室にもカメラを設置する家族が増えています。その撮影されたものを、SNSに無断で投稿されることがあります。また「家に来ている〇〇な看護師」などと、職員や事業所が知らない間にSNS上でハラスメントされていることもあり、職員のプライバシーが脅かされる状況があります。独居の利用者の安否確認という目的のためにずっと監視されながらケアをし、見守り以外の目的でその画像を使用されるという職員に対するプライバシーの侵害が起こらないために、協力をお願いしたいということです。

訪問をキャンセルする場合は、前日までに連絡ください

　急な受診等やむを得ない場合を除き、キャンセル料金を設定しています。気分によって訪問の予定を断ったり、訪問予定日に訪問したが不在だったり、ということはよくあります。これは双方で確認した計画が予定どおりにならない事態となったとき、連絡を入れてほしいという協力要請で、「無断キャンセルには料金が発生するからキャンセル料を払いたくなかったら、前日までに連絡するように」という強制ではありません。

暴言・暴力・ハラスメントは固くお断りします

　「職員へのハラスメント等により、サービスの中断や契約を解除する場合があります。信頼関係を築くためにもご協力をお願いします」としました。

　各項目の横には、小さいイラストをつけて、利用者の理解や説明するスタッフの言葉をサポートできるようにしました。

2 当法人・グループ単位での介護事業所の取り組み

　当事業所のアンケート結果を、法人グループの代表者が集まる会議で報告し、以下の主に2つの委員会の中でも法人グループとしての暴力・ハラスメントに対する対応・指針等を作成していくことの了承を得ました。

① 法人グループ介護安全委員会

　インシデント報告書、レベル表（**表1**）を全事業所で共有して使用を開始しました。レベル3以上のケースは共有する仕組みとし、委員会の中で分析し、是正が必要なときは、事業所単位だけではなく、グループ法人全体で取り組むこととしました。この委員会は介護員の管理者を中心として、ケアマネジャーや看護師、病院リスクマネジャーや特養施設長、介護事業事務長などの管理者で構成されています。筆者も委員会メンバーとなっています。

　そこで、報告された一事例から、介護の現場はさらに多くのサポートが必要なことを実感しました。以下が訪問介護事業所からの報告です。

第4章 暴力・ハラスメントを防止するための現場の取り組み

表1　東都協議会介護部　インシデントレベル表

利用者・家族・第三者への身体的な影響レベル

レベル			内容
0			ヒヤリハット 身体に直接影響なし
1			影響なし
2			要経過観察（受診までいかなかった） 苦情（不快感を与えた）
3	自治体へ報告	事故	身体への影響・不快あり（受診した場合） クレーム（弁償・担当変更などの要望があった）
4			重大な身体への影響（入院した場合）

職員・事業所への影響レベル

レベル		内容
0		ヒヤリハット 事業所に直接影響なし
A		影響なし
B		軽微な実害あり 1万円未満の賠償・弁償
C	事故	中程度の実害あり 10万円未満の賠償・弁償
D		重大な実害あり 10万円以上の賠償・弁償

（議事録原文のまま）

「利用者宅に着いたのが遅れ、チャイムを鳴らし玄関ドアを開くと威圧感ある表情で、『いつまで待たせるんだ。今何時だと思っているんだよ』と強い口調で訴えてきた。『俺は前科3犯なんだぞ。わかってるよな。怒らせると何をするか分からないの知ってるよな』といっている利用者の右手には、幅1センチ長さ5センチ程度の刃物を強く握っているのを確認。この利用者は興奮後10分ほどで落ち着くという事前情報があり、利用者をなだめ落ち着かせることを優先し、ケアを継続した。」という状況と、課題として、「警察への通報や管理部への報告がその日のうちにできなかったため、訪問を終了するまで、二人で訪問しなければならなかった。利用者に管理者の携帯電話の番号を伝えていたために終了後も電話が頻回にかかってきて対応に苦慮した。」と報告された。

　小規模の介護事業所の管理者は、実際にフルで現場を回っている介護員が行っていることが少なくありません。また非常勤職員の割合も多く、ルールを決めて浸透するまでに一定の時間がかかるのです。この委員会で、レベル3以上の事例が報告されるようになって、今介護事業所で課題なのは、職員の問題意識が薄いことによる報告の遅れであることを委員会メンバーが認識

し、共有しました。初期対応が遅れたことにより、スタッフが辞め、体制が厳しくなり、新規の利用者を受けられなくなるといった二次的被害に及んでくることも、委員会メンバーで確認することで、法人グループ全体で体制やサポートの強化に取り組もうとする意識ができてきているように感じます。

② 法人グループ全体の倫理委員会

病院や介護施設では、倫理委員会に該当する委員会を設置、行うことを義務づけられていて、定期的に委員会が行われていますが、在宅医療・在宅介護事業所の倫理委員会というと、設置の義務づけがないため、当法人グループでは、小規模の在宅医療・介護事業所（診療所、薬局・居宅介護支援事業所等を含む）の代表職員と、法人グループをサポートしてくださる地域住民代表者も含めて倫理委員会を設けています。そこには、病院や介護施設の責任者やリスクマネジャー、弁護士も参加して話し合いが行われます。

暴力・ハラスメントの対応に苦慮したときも、この委員会にまず相談しました。当訪問看護事業所のアンケート結果も報告し、対応策の検討として、契約書や重要事項をどのように見直したほうがよいかなど、アドバイスがほしい旨を伝えたところ、「法的措置として、文書が十分かという視点だけではなく、このことが起こる背景には、人間関係や信頼関係の構築の困難さがあるから、そのことをむしろ、互いの課題として協力し合う関係なのだということを認識できる取り組みをしたほうがいいだろう」とアドバイスいただきました。それが、先に紹介した「訪問看護ステーションからのお願い」として形となったのです。

3 法人外の訪問看護事業所や自治体に向けての取り組み

訪問看護事業所として、自治体へ要望書を作成しました。そこには暴力・ハラスメントに対する介護事業所へのサポート（専用相談窓口の設置など）や環境改善の要望をあげて、小規模事業所を支援する仕組みづくりを提案しています。

また、自治体訪問看護ステーション連絡会等で、当訪問看護事業所のアンケート結果を各訪問看護事業所の所長から報告する機会をもちました。そのときに、他の訪問看護事業所での実態や対応についてもヒアリングしました。

すべての訪問看護事業所が納得、賛同するには至っておらず、「訪問看護師になろうと思っている求職者に悪影響」「うちはそういうことでは困っていない。暴言や暴力の事前情報がある場合は、男性職員に行ってもらう」という意見がある一方、障がいのある利用者に訪問をしていた看護師が、性的な暴行を受けた経験をもつ事業所の所長は、「その後ICレコーダーを全職員にもたせました。これは理事長からのお達しです」と話されましたが、当該看護師は退職されたという報告もありました。「このような課題に対して、法人の顧問弁護士など、相談できるところがありますか？」と問うたところ、多くの事業所では「いる」に挙手がありました。しかし、「いることはいるけど、どうつながっていくのかわからない」や「大ごとにならないとそこにはつながらない」という意見でした。

　当連絡会に参加している所長が属する事業者は比較的、バックアップ体制がしっかりしていますが、連絡会にすら登録できない小事業所での実態がどうなっているのかは、未知です。まだまだ現場の暴力・ハラスメントに対する認識のズレが多く、地域だけではなく、働く訪問看護師全体に一定の認識をもてるような取り組みや運動が必要だと実感しました。

　今、訪問看護は、「地域包括ケアの根幹をなすサービス」と位置づけられています。利用者宅だけではなく、介護事業所、施設、学校など、さまざまな地域の場所に、24時間365日どんな時間にも事業所から看護師が訪問するという、地域包括ケア構築の未来予想図があるのだとすれば、看護師単独での訪問は限界でしょう。「複数名訪問看護加算」などといった、利用者に合わせた個別の体制ではなく、事業運営上の体制として、2名で訪問することを基準とする訪問看護事業所の体制構築が必要と考えます。訪問看護にやりがいをもって勤務している看護師の後継者のためにも、今後も暴力・ハラスメント対策の充実を訴えていきたいです。

引用・参考文献
1) 林千冬ほか．訪問看護師が利用者・家族から受ける暴力の実態と対策：兵庫県下における実態調査の結果から．訪問看護と介護．22(11), 2017, 847-57.
2) 三木明子ほか：訪問看護師等が患者やその家族から受ける暴力ハラスメントの実態調査．看護展望．43 (8), 45-51, 2018.
3) 小菅紀子．ハラスメントの実態と支援対策　訪問看護ステーション管理者の立場から．看護展望．43 (8), 33-6, 2018.
4) 宮崎和加子編著．在宅ケアリスクマネジメントマニュアル．第2版．東京，日本看護協会出版会，2016, 10.

1-2 各事業所の取り組み
社会福祉法人聖隷福祉事業団 訪問看護ステーション細江

1 当訪問看護事業所の活動

　静岡県浜松市の中山間地域を含むエリアを訪問しています。浜名湖と山に囲まれた自然の美しい場所です。車で1日50〜60km走行する広範囲をカバーするため、3カ所のサテライトを設置しています。

　市内7カ所に同法人の訪問看護事業所があり、「私たちは、助けを必要とするいかなる人にも手を差しのべ、感謝と謙虚さを忘れず、訪問看護を通して地域に貢献します」という理念に沿って活動しています。

2 暴力・ハラスメントへの リスクマネジメントの気づき

　取り組みをご紹介する前に、このことについて触れさせてください。

　筆者は、病棟で5年経験後、訪問看護事業所に異動しました。当時、訪問看護は草創記。前例も決まった形もまだなく、利用者への関わりも、訪問内容も手さぐりで、試行錯誤しながら出掛けていく毎日でした。

事業所の概要

- **事業所名** 訪問看護ステーション細江
- **設置主体** 社会福祉法人 聖隷福祉事業団
- **所在地** 静岡県浜松市
- **利用者数** (2018年度) 月平均利用者数：180名
　　　　　　月平均訪問件数：897件（医療：279件、介護618件）
- **スタッフ数** 18名（看護師14名、理学療法士2名、作業療法士1名、事務員1名）、常勤換算 12.4名

第4章　暴力・ハラスメントを防止するための現場の取り組み

　初めて管理者として所長になった訪問看護事業所は、スタッフにも恵まれ、いろいろなことを相談しあい形にしていける、とても充実した職場でした。穏やかな利用者が多い地域でもあり、自分の若さも相まって「一生懸命尽くせば、必ず気持ちは通じる、うまくいく」という根拠のない信念で仕事に向かっていました。ところが、ある利用者の家族が担当看護師の写真や実名を無断でホームページに掲載したことをきっかけに、管理者や看護師に対するいわれのない誹謗中傷を受けたのです。2カ月程度眠れない、心が休まらない日々を送り、最終的には弁護士のアドバイスをもらい、第三者を立会人にし、家族との取り決めを締結して訪問継続に至った事例でした。

　今思えば、家族のパーソナリティー・状況アセスメントをきちんと行い、日頃からの関わり方を工夫することでトラブルを回避できたと思います。しかし、当時の自分、また自分たちにはその知識もスキルもなく、結果的に味わったのは自分たちがいかに無知であるかということと、無力感でした。上司やスタッフ、相談に乗ってくれた方たちのおかげで何とか事態を乗り越えたものの、この件で抱えたトラウマは大きく、振り返って言葉にできるまでにずいぶん時間がかかりました。

　同時に、「このままではいけない」と強く思いました。訪問看護事業所のように、定期的に一定時間、利用者宅に伺って看護師等が仕事をする形は、それまでにない種類のものでした。訪問看護師も、受け入れる利用者も、初めて経験することばかりでした。こういう状況だからこそ、看護師がきちんと知識をもって対人援助ができるようにならないといけない、また、リスクマネジメントに関しての知識と体制づくりが必要だと感じました。サポートを必要とする利用者・家族が、安心して頼れるパートナーになるために、また訪問するスタッフが安心・安全に仕事をするために、何から始めていいのか見当もつかない感じでしたが、「絶対に必要なことだからやろう」と心に決めたのが先に述べた事例のときでした。

　それから、手さぐりで勉強を始め、取り組みの必要性を理解してくれる仲間を増やし、スタッフ向けの研修を企画実施し、徐々に体制を整えてきました。2017年、幸運にも暴力・ハラスメントに関しての研究・実践をされている三木明子先生（筑波大学当時）に出会い、今まで「ハラスメント」と分

類して考えてこなかったことが、「そうだったのか！」と理解できました。これから、さらに学ばせていただき、体制や考えかた、スタッフの理解に深みをもたせていけたらと思っているところです。

3 リスクマネジメントに関する取り組み

以下に、現在行っていることについて紹介します。紹介する内容は、聖隷浜松地区訪問看護ステーションが共通で実践しています。

日頃からの取り組み・体制、環境づくり

① マニュアル整備

1. リスクマネジメントマニュアル
2. 業務・ルールに関するマニュアル
3. 感染マニュアル
4. 訪問看護技術マニュアル
5. リハビリマニュアル
6. 防災マニュアル（BCP）
7. パソコンシステムのマニュアル

現在、大きな項目でマニュアル化しているのは上記の7つです。訪問看護は、入職してくるスタッフの職種や経験年数、育成されてきた前職場の状況により、知識・技術のベースがさまざまです。加えて私たちが経験しているのは、訪問看護事業所の規模拡大や所長の世代交代などで、今までのコミュニケーションに頼った教育方法が限界を迎えているということです。業務内容・病院等施設との違いなどを、きちんと伝えられ、あやふやなときは基本に戻って再確認するという意味でマニュアルの必要性を感じました。また、マニュアルを指導に使うことは、指導を担当する人によって伝える内容に過不足が生じることも防ぎます。こうした観点で、マニュアル整備を行いました。

この中で、「1.リスクマネジメントマニュアル」について少し紹介します。

内容は、①リスクマネジメントの定義、②インシデント・アクシデントとは、③原因に焦点を当てた分析と対策について、④レポートの意味について、⑤実際に事故が起きた場合の行動フローチャート、⑥加入している保険について、⑦苦情について、⑧その他（車の運転について、現金の取り扱いやタブレット・携帯電話の取り扱いについて等）などの項目になります。なぜ、リスクマネジメントに取り組む必要があるのか、具体的には何に着目して掘り下げ、対策を立てるのか、取り組むことで目指すことは何か、などを網羅し、入職者だけでなく指導を行うスタッフにとっても再認識してほしい内容になっています。

② 体制について

● リスク委員会

各訪問看護事業所に1人、リスク委員がいます。月1回7カ所の訪問看護事業所合同の「リスク委員会」が開かれます。

リスク委員会の責任者を担当する管理者（所長）を定め、委員会を招集・リードし、所長会への内容報告を行います。所長会ではその報告を受け、意見やアドバイスを担当の所長にフィードバックします。

委員会では、各訪問看護事業所で起きた事故やその対応について報告し、委員会としての分析を行います。また、インシデント・アクシデントレポート、苦情レポート"利用者さんの声"、ハラスメントレポートの書式検討と改訂・リスク感性を上げるための取り組み（各職場での啓蒙・集合研修の企画と実施等）を行います。

● カンファレンスで各種レポートの共有と対策検討

各訪問看護事業所では週1回1.5時間のカンファレンスを行いますが、そこでインシデント・アクシデントレポート、苦情レポート、ハラスメントレポートの共有・対策検討を行います。ここをリードするのがリスク委員の役割です。ハラスメントについては、「これってハラスメント？」（次頁 図1）というレポートシートをつくり、ハラスメント言い切れるかどうかわからないケースでも共有して検討できるようにしました。書式を作成時、スタッフに説明、アナウンスし、リスク委員会より『ハラスメントについて』という

「これってハラスメント？」　共有レポート

平成　年　月　日 報告者

利用者氏名：　　　　年齢：　歳代

1．発生時の経過

いつ	平成　年　月　日
どこで	利用者宅・その他（　　　　）
何が どんな状況で なぜ起きたのか	

2・発生時の対応

3．発生後の対応・対策

所長

訪問看護ステーション細江

平成29年11月作成

図1　ハラスメントレポート

ミニ勉強会をしました。レポートの記入提出は任意ですが、まだほとんど提出されていないのが現状です。スタッフのハラスメントに関する認識がまだまだ育っていないのだと感じています。今後も継続的に学習機会を確保し、ハラスメントに関する認識を高めるアプローチをしていきます。

注意点は、責任追及ではなく、要因分析・具体的な対策立案と評価をきちんとすることです。要因分析が甘いと根本解決につながりにくいので、各自がその点を理解して考え、発言することが大切になります。ポイントは、要因を掘り下げ、具体的でシンプルな対策を立てることです。再発を防ごうと思うあまり、対策を複雑にする、ステップを増やすことは意味がないと考えています。覚えられない、面倒だからやらない、というマイナス因子を増やすことにつながるからです。

類似した内容のインシデント・アクシデントが２回起こった場合には、

必ず対策を立て、対応の実践・評価を行います（確実な再発防止）。

● **所長会で大きなアクシデント事例・困難ケースの共有**

　管理者である所長自身が対応に困ることが起きたときは、タイムリーに統括所長に報告・相談して対応にあたります。誠実に、迅速に、できれば確実に対応することが大切なので、「迷ったら必ず相談する」ということがとても重要です。対応がスムーズに済んでいる場合でも、月1回の所長会議で、管理者自らが対応する必要のあったアクシデント・苦情などは報告・共有します。管理者としてそこにどう関わるべきか、お互いに工夫していることや違う視点をアドバイスしあったりします。所長たち同士で再度事実確認や対応を検討することが、所長の学びの場となっています。

　また、他の訪問看護事業所で起きたことは対岸の火事ではありません。所長会で共有された事例は、自訪問看護事業所のカンファレンスで報告し、自訪問看護事業所でも起こる可能性があること、防ぐためにはどうすればいいかを検討します。

③ 教育体制

　これまで、系統だった教育体制になかなか取り組めませんでした。アットホームな訪問看護事業所が多く、お互いにコミュニケーションを密にとり、多少のつまずきはあっても工夫しながらやれていたのが理由の1つです。

　しかし、近年急速に各訪問看護事業所が大規模化してきていること、新所長の誕生（訪問看護の経験年数が長くても、管理は一からのスタートになる）、新卒看護師の採用や、病院との出向・人材交流事業で病院看護師が定期的に訪問看護事業所に従事するにあたり、従来のやりかたでは対応できない状況になりました。

　このため、入職者・異動者にはプリセプターを配置し、年間教育計画にそってオリエンテーション・面接・研修を実施する形にしました。

　暴力・ハラスメントについては、入職2カ月目のリスクマネジメントのオリエンテーションをする際に、一緒に行っています。

　具体的には、マニュアルの説明をする流れの中で、訪問看護で経験したリスクやハラスメント事例・その際の対応について話していきます。たとえば、「男性利用者が血圧測定の際、腕を伸ばしながら看護師の胸や足に触る」

「訪問中介護者がずっと卑猥な言葉や話題を続ける」「脳血管障害の後遺症が原因ではあるが、近寄るといきなり強く殴る利用者が過去にいた」「認知症の利用者が、ケアの際看護師の腕を血がにじむまでつねる」「特定の看護師にだけ悪意のある厳しい言葉を言い続ける利用者・家族」などです。利用者・家族の大部分は善意の人たちであることは伝えますが、もしもこんな行為や言動を経験したときは、①まず管理者や訪問スタッフに話してほしいこと、②勇気はいるが利用者・家族に「やめてほしい」と伝えてもいいのだということ（伝えられなくても、訪問後に管理者やスタッフに必ず話してほしいこと）、③つらい思いをしながら訪問に行き続けることはしなくていいということ（スタッフを守るスタンスでいること）、の３点は必ず伝えます。

　訪問看護は、スタッフが単独で行動し判断することが多く、何が起きているかは本人が話さないとわかりません。そういう意味でも、常日頃から「伝える」ことを意識してほしいし、困ったときにはなおさら「話す」ことが大切なのだと伝えます。

④ カンファレンスの活用

　浜松地区聖隷訪問看護ステーションでは週１回1.5時間のカンファレンスを行い、ここで「これってハラスメント？」共有レポート（p142 図1）をもとにケースの検討を行います。カンファレンスで各ケースの概要を聞いていると、「それは、どんな状況で起こったのか？」「そのとき、訪問看護師はどんなコミュニケーションをとったのか？」など、確認したい内容がでてきます。実際訪問に同行していなくても、興味を持って場を想像し、質問をしていくことで本人がもう一度振り返りを行えます。参加者も一緒に考える中で、潜在化していた暴力やハラスメント場面に気が付くこともあります。そうした意味で、カンファレンスを活用できると思います。

4 暴力・ハラスメントが起きたとき、実際の対応で心掛けていること

　報告を受けたら、被害者であるスタッフと、行為者である利用者には状況や反応に注意しながら事実確認を行います。一方の言い分だけでは事実が見えないからです。

　被害を受けたスタッフには、まずねぎらい、保護（当該利用者の訪問を外す、休養の取得、話を十分聴くなど）をします。これからどのスタッフが訪問するか、管理者がどのタイミングで利用者の話を伺うかを検討していきます。

　利用者の状況確認をした上で、このまま様子を見ていくのがいいか、何らかの対策をとる（対策をとる旨を、利用者に知らせるか知らせないかも含める）のがいいか、検討します。すべては個別の事例になるので、あくまで事実関係の把握と、状況に応じた対策検討を行います。利用者との話し合いが必要な場合には、十分に話を伺い、訪問看護事業所としての見解をお伝えし、その上でどうしていくのがいいかを一緒に検討します。場合によっては訪問看護事業所からの条件提示なども必要になると思います。この場合、冷静であること・中立的な立場で考えること・相手の心情にも配慮して言葉を選びながら、慎重に交渉していくことが大切です。

5 管理者として大事にしていること

　訪問看護は、利用者と密接に関わり、人生に伴走させていただける仕事です。筆者は、この仕事でたくさんの利用者・家族と出会えました。援助させてもらう立場でありながら、人として育てていただいたことに、言い尽くせない感謝があります。

　大好きなこの仕事をたくさんの仲間が経験する上で、利用者・家族の安心と安全を守り、従事する訪問看護師も安心して仕事できるようにするために、リスクマネジメント、ハラスメントに取り組むことはとても大切だと思います。

　ここからは、筆者が管理者として大事にしていることや気を付けているこ

とについてお伝えします。

1 コミュニケーションの活発な職場風土

　以前、セクシュアルハラスメント（セクハラ）事例がありました。当時の職場は皆仲が良く、日頃のコミュニケーションも活発でした。でも、複数の看護師が同じような経験をしたにも関わらず、それが共有されていないことがわかりました。「自分の思い過ごしかと思っていた」「自分の関わりかたに問題があるのかと思った」など、共有しない理由はさまざまでした。これは改善しないといけないと思い、カンファレンスで情報交換の必要性を伝え、とにかく自分から情報共有することに努めました。個別に訪問し、そこで経験したことが毎回100％共有されるのは難しいと思いますが、「自分だけ」「気のせい」と1人で処理せず、とにかく「あなたのときはどう？」など口に出し、積極的に情報をもらいに行く風土づくりはとても大切だと思います。

　日頃のコミュニケーションはもちろん、業務としての「報告・連絡・相談」が非常に大切で、管理者自らがその職場風土をつくるための努力をすべきだと思っています。

　コミュニケーションの少ない職場は、大きなエラーが起きやすいです。また、小さなアクシデントでも、ほとんどは「コミュニケーションエラー」が要因になっています。

　仲が良いのも大切、でも、仕事上のコミュニケーションも非常に大事です。職場にいるときは、できるだけいろいろなスタッフに声をかけ、話をする。そんなことを大切にしています。

2 記録

　最近、ICTが導入され、タブレットでの記録入力になりました。

　省力化も大事なことなので、たくさん入力する必要はないのですが、大事なことが証拠として残っていないのも困ります。たとえばケア中に自らの喫煙を要求する利用者に対して看護師がお断りするときなど、利用者からどのような状況でどのような言葉で要求され、お断りした際の反応がどうかなどを記録しておくことは、その後の対応を考える上で大事な情報となります。

管理者が出向いて利用者と話し合いをする際にも、こうした記録があれば事実に基づいた振り返りができ、より具体的な解決策へ発展できると思います。

新採用者には、日本看護協会の「看護記録の開示に関するガイドライン」[1]の表7を読み、それを念頭に置いて記録してもらえるようにお願いしています。

3 訪問看護師としてのモラル

訪問看護は、個別の利用者宅に訪問し、人の目に触れない環境で仕事が完結します。

それゆえに、ハラスメントの問題もオープンになりにくく、また日本人の気質として「何となく、穏便に」事が収まり、今まで表面化しなかったのではないかと思います。

平成29年度、静岡県訪問看護ステーション協議会で、匿名性を保証した利用者向けのアンケートが実施されました。その中に「訪問看護師から暴言や暴力を受けたと感じたことがありますか？」という質問項目がありました。幸い、当訪問看護事業所の結果はゼロでしたが、全体のまとめには「（利用者から訪問看護師に意見を伝えたら）もう来てやらないと言われた」などの回答が載っていました。看護師からのハラスメントも存在するということです。

訪問看護は、まだまだ歴史の浅い仕事です。私たちは看護を必要とされ、個人の利用者宅に訪問し、そこで仕事をしてくることが許されています。それがいかに難易度の高いものなのか、理解しなければならないと思います。そして、1人の訪問看護師の行為は、全訪問看護師の行為として世の中に解釈されてしまう恐れがあります。だからこそ、一人ひとりがコンプライアンスを意識した仕事をする必要があります。職業倫理や自社のコンプライアンス規定に反していないか、管理者自らが考え実践し、スタッフに伝えることが大切だと考えます。

4 自分を知る、スタッフを知る、利用者を知る

予測しない出来事が起きたときの感じかた、対応のしかたには個人差があります。アサーティブに対応できる人、「自分が悪かったのではないか？」

と自分に責任を求める人（看護師は自分に厳しい傾向があると思うので、これが過度になる場合も多いと感じます）。常日頃から自分のことも、スタッフのこともよく観察・分析し、利用者とのマッチングや、対応方法へのアドバイスも個別に検討することが必要だと思います。自分もまだまだ勉強中ですが、「人」について、いろいろな角度から学びを重ねることが大切だと思います。

引用・参考文献

1) 日本看護協会編．看護記録の開示に関するガイドライン．東京，日本看護協会出版会，2000，13．
2) 日本看護協会編．看護記録および診療情報の取り扱いに関する指針．東京，日本看護協会出版会，2005，88p．
3) 日本看護協会．看護記録に関する指針．
   https://www.nurse.or.jp/home/publication/pdf/guideline/nursing_record.pdf
4) 釜 英介．「リスク感性」を磨くOJT：人を育てるもう一つのリスクマネジメント．東京，日本看護協会出版会，2004，184p．
5) 聖隷福祉事業団．コンプライアンスガイドライン．
   http://www.seirei.or.jp/hq/corporations/initiatives/compliance/upload/20180507-152114-4340.pdf
6) 全国訪問看護事業協会編．訪問看護の安全対策．第3版．東京，日本看護協会出版会，2017，288p．
7) 医療人権を考える会．事例で考える 訪問看護の倫理．杉谷藤子ほか監．東京，日本看護協会出版会，2015，152p．
8) 山本貴広．クレーム対応の極意：あなたのひと言が"ファン客"をつくる！．東京，同文舘出版，2006，192p．
9) 中村友紀子．あなたが担当でよかった！：クレームが感謝に変わる最強の心理学．東京，青春出版社，2004，294p．
10) 全国社会福祉施設経営者協議会．上級リスクマネジャー養成講座 参考資料．2009．
11) 三木明子ほか．訪問看護ステーションの管理者による座談会：訪問看護師が被る利用者・家族からの暴力・ハラスメント防止体制．地域連携 入退院と在宅支援．9(6)，2017，95-103．

1-3 各事業所の取り組み
社会福祉法人西宮市社会福祉事業団

1 暴力への対応を深慮するきっかけとなった出来事

　西宮市社会福祉事業団　訪問看護課で直轄の管理職5名を含め、スタッフ総勢70数名を抱える訪問看護事業の統括管理者を筆者はしています。

　セクシュアルハラスメント（セクハラ）に対しては、交代や契約解除をするなどの手立てをとり、スタッフに我慢しないことを注意喚起するなど、被害拡大の防止に取り組んでいました。

　一方、スタッフが利用者や家族からの暴力に遭遇したとき、その原因をスタッフ自身に求めることがあり、「ベテランは利用者のハラスメント行為を『いなせる』ようになっているべき」と思っていました。

　ある日、利用者のAさんから管理者B宛てにFAXが送られてきました。同じ内容のFAXが法人内の関係部署に一斉送信されていました。内容は「○○ステーション　B様　死ね死ね死ね死ね死ね……」という大きな文字がA4用紙1枚にレイアウトされたものです。管理者のBさんに事情を聞くと、Aさんは精神疾患のため訪問看護を利用しており、ホームヘルパーや生活保護担当ケースワーカー宛てにも同様のFAXを送っていました。

事業所の概要

事業所名　社会福祉法人 西宮市社会福祉事業団 訪問看護課
設置主体　社会福祉法人西宮市社会福祉事業団
所在地　兵庫県西宮市
利用者数　(2018年度) 月平均利用者数：685名
　　　　　　　　　　　　月平均訪問件数：3,555件（医療1,086件、介護2,469件）
スタッフ数　74名（看護師52名、理学療法士10名、作業療法士4名、言語聴覚士2名、事務員6名）、常勤換算54.2名

Bさんの見解は「何かが気に入らず攻撃してきたと思われる」でした。FAXは自法人の他の訪問看護事業所にも送付され、「スタッフが不安がっているがどう対処すればいいか」と相談があがってきました。主治医は「こうした行動は想定内で、特別な対応は不要であろう」とのこと。一方、筆者はBさんに危害を加えられる可能性が0%ではないと考え、通勤時など1人になる時間帯に注意を払うようBさんに伝えました。今もどう対応することが正解だったかはわかりませんが、暴力対応の難しさを再確認した出来事です。

2 西宮市社会福祉事業団の安全確保・暴力対策の取り組み

1 かなわなかったタクシー活用による安全確保

当課では2010年頃から夜間訪問時のタクシー利用を推奨しています。訪問看護師は24時間対応時にも単独で訪問するわけですが、1人での移動中の危険を回避するための安全対策として、タクシー運転手に車両で待機してもらい、場合によっては24時間対応の電話番号を教えて、「1時間たっても戻らないようなら、ここに電話をしてください」と言って安否を把握してもらうように、とスタッフに通知しました。最初のうちは待ってくれていたタクシーもありましたが、ほとんどの場合「終わったらまた呼んでくれたら来るから」と言って去って行くことがわかってきました。「呼んでもコールバックはなく、仕方なく歩いて帰宅した」「夜中の3時頃に自宅まで1時間半かけて徒歩で帰った」など、それこそ安全確保のためにタクシーを利用することが本末転倒になる話をスタッフから聞きました。

「これは何とかせねば」と思い、あちらこちらに問い合わせました。大手タクシー会社数社には、「いつ起こるかわからないことのために人員を確保しておくことはできない」と言われました。地域の中小タクシー会社には、「夜間の走行はしていない」と断られました。シルバー人材センターやボランティアセンター、職業安定所も、緊急対応に利用できるところは皆無でした。そこで、介護タクシーが使えないか、いくつかの業者に問い合わせたと

ころ、国土交通省に聞いてみてはと言われ、聞いてみました。当然ながら、「そのような使いかたはできない」という回答でした。

労働基準法では深夜業務にあたる女性に対する安全確保対策が求められており、訪問看護の緊急対応はこれにあたります。そこで自法人に安全対策をとるよう求めていますが、具体的な解決策となる対応方法がいまだ見つかっていません。

2 モバイルセキュリティ機器の導入

当課では、2016年度から新卒訪問看護師の採用を開始し、すでに3名の新卒看護師が勤務しています。これに伴い、24時間対応時の安全確保はより大きな課題だと考えるようになりました。しかし、2名体制で常時動くことは大規模なステーションであっても調整が相当難しいことを実感していました。

有効な手立てがないかと探っていたときに、事務担当者が見つけてくれたのは、警備会社が提供するモバイルセキュリティ機器でした（図1）。これは、緊急通報、ブザー、警察や消防への緊急連絡、モバイル端末への電話による安否確認機能、かけつけサービス、GPS検索などの機能をもつ、優れたモバイルセキュリティ機器です。

当課では、首から下げるストラップも警備会社のロゴの入ったものにし、視覚的な防犯アピール効果も狙っています。実際にあった事例として、導入したばかりのモバイルセキュリティ機器を首から下げて担当者が訪問する

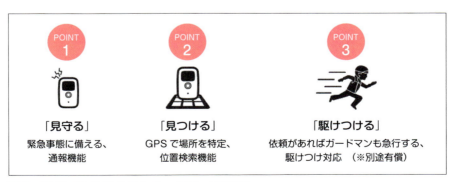

図1 モバイルみまもりセキュリティの概要
綜合警備保障株式会社. https://www.alsok.co.jp/person/mamolook/ より引用.（参照 2018-11-13）

と、「それは何だ？」と利用者の家族が警戒して質問してきたタイミングで、「これは緊急通報装置でこのボタンを押すと警備の人につながるんです」と説明しました。するとこれまでセクハラ行為をしていた家族がセクハラ行為をしなくなったということがありました。即効性のある、こうした機器導入に対する補助の仕組みによって多くの訪問看護師が救われると思われます。

3 24時間対応できるスタッフ数を増やす

当課では、2017年度まで4拠点それぞれで24時間対応をしていました。そのため、ファーストコールは月に1週間の当番となり、かなりの負担を伴っていました。2018年、拠点を統合し大規模化すると、24時間対応できるスタッフ数が21名となりました。現在はファーストコールを2名がもち、いざというときに2名で動けるようにしています。夜間緊急訪問での2名体制実績はまだありませんが、必要なら使える仕組みが実現したことに大きな意義があると考えます。

4 現在行っている暴力・ハラスメント対策、対応

① 事前の情報収集

訪問看護の新規依頼があれば、利用者・家族に何か変わったことなどがないかを依頼元に確認し、対応の準備ができるようにしています。

② 初回訪問時の対応・ルール

初回訪問は原則として2名で行います。認知症や栄養状態、摂食嚥下状態、褥瘡などのアセスメントを必ず行います。このときに家庭での様子が見えてくるので、暴力の有無や傾向、訪問看護師への暴力のリスクを判断します。「暴力を受ける可能性が高い」と判断すれば、その場で利用者に2名での訪問に関し説明し、了解を得るようにします。これまではそのような事例はありません。

③ 重要事項説明書

「事業所より提供終了を申し出る場合」として、暴力に関連する内容を次のように明記しています。

> ご本人・ご家族が故意または重大な過失により事業所もしくは担当の看護師等の生命・心身・財産・信用等を傷つけ、又は著しい不信行為を行った場合又は行うことが予測される場合。この場合は、直ちに契約を解除します。（具体的には、暴力や暴言、強要等を行った場合など）

また、担当者が不要な心配をせずに訪問に専念するとともに、トラブルやクレームになることをできるだけ避けるためにも、次のような説明も行います。

> - 看護師等がお伺いする日時は、前もってお約束します。交通事情や直前の訪問看護提供状況などにより、到着が15〜20分程度前後する場合があります。あらかじめご了承ください。
> - 看護師等が訪問しているときには、ペットを居室内に入れないようお願いします。看護師等が噛まれる事故が発生しています。
> - 大雨、大雪、災害などでやむをえず、予定どおり訪問できない場合があります。

④ スタッフとの事例共有の機会をもつ

暴力について、スタッフの理解が進むよう、事例や対応方法を共有する機会を定期的にもつようにしています。スタッフは「自分がちゃんとしていなかったから」「力不足」「自分が我慢すればいい」など、自己責任ととらえる場合がまだまだ多く、言葉の暴力ではその傾向が顕著です。本人が気づかないときもあり、周囲のスタッフからも発信してもらうよう日頃から声をかけるようにしています。

⑤ 毎日の申し送りによる把握

迅速な対応ができるよう、昼・夕の定例カンファレンスでスタッフが暴力を受けている、つらいと感じていることを表出できるよう、管理者が意識して取り組んでいます。

⑥ 管理者会議による共有

定期的な管理者会議での事例報告により、困難事例を相談する良い機会と

なっていますので、筆者の立場からは情報提供をするほか、ファシリテートを担います。

⑦ 暴力を受けたときの対応

　当該スタッフのフォローを目的とした話し合いをもちます。次に、速やかな担当者交代や同行訪問を行います。セクハラの場合は男性看護師と交代、あるいは同行訪問や複数名による訪問を検討します。起こった暴力は、すべての拠点で情報共有します。家族による暴力の場合は、背景に社会的支援の不足など潜在的問題が多いため、訪問看護事業所で抱え込まず、主治医、ケアマネジャー、地域包括支援センター、保健所、障害者支援センターなどに情報共有、相談し必要な支援につなげるようにしています。たとえば、ケアマネジャーに深夜早朝問わずメールをする利用者の家族について相談があり、ケアマネジャーに暴力の対応方法を伝えたこともあります。ケアマネジャーからのこうした相談もあることから、訪問看護師だけでなく、すべての職種で理解を進めるとともに、協同して対策に取り組む必要があると感じます。

⑧ 今後の展望

　兵庫県で2018年9月に行われた暴力対策研修会の一幕です。三木明子先生が提示した事例（第3章 p96 参照）に対し「最も望ましくない対応をした人は？」の質問に「管理職」の挙手が最多でした。「暴力をふるった利用者でも疾患があると仕方ない」として対応が後手になるのは看護師の離職につながる上、個々の事業所でサービス利用を断るのは高いハードルがあります。そこで「暴力があればサービス提供不可」と交渉する第三者（医師、ケアマネジャーなど）の役割に期待します。また、通常何も起こっていない段階では「暴力」をイメージできず、啓発効果は限定的となることが予測されます。都道府県が行う「集団指導」で暴力対策の啓発を継続することや、地域ケア会議によって地域での対応が検討され、将来的に各市町村に身近な相談窓口ができてほしいと考えています。

3 兵庫県における訪問看護師・訪問介護員安全確保・離職対策防止事業

　2014年に県内の訪問看護ステーション504施設に暴力の実態を調査[1]し、訪問看護師358名から回答を得ました。結果は、50.3%が利用者本人やその家族・親族などから暴力を受けた経験があると回答、その内容は「威圧的態度」49%、「侮辱される言葉」45%、「身体的暴力」28%、「理不尽な要求の繰り返し」20%でした。しかし、予防策が「ある」は22%にとどまり、具体策には90%が複数名訪問をあげました。これを受け、兵庫県では全国に先駆け、暴力行為のある介護保険利用者で同意が得られない場合の複数名訪問に対する助成（県、市町村、事業所負担3分の1ずつ）をいち早く打ち出しました。2018年度は、暴力行為のある介護保険利用者で同意が得られない場合の複数名訪問に対する助成に深夜帯の訪問が認められるようになりました。

　さらに、2017年度から「訪問看護師・訪問介護員安全確保・離職防止対策事業」として、「訪問看護師・訪問介護員に対する暴力対策検討会議」を兵庫県看護協会に委託・設置しました。この検討会議では、兵庫県高齢政策課、兵庫県看護協会、兵庫県訪問看護ステーション連絡協議会、兵庫県介護福祉士会、兵庫県ホームヘルプ事業者協議会、兵庫県介護支援専門員協会とともに、筆者は会長として、電話相談窓口設置や広報、暴力対応マニュアルと事例集、研修会開催など、暴力対策の仕組みを整えるところに関わっています。『訪問看護師・訪問介護員が受ける暴力等対策マニュアル Ver.1』（第1章p14）は、「第1部　暴力の対策―暴力の知識と平常時の対応」「第2部　暴力の対策」「第3部　事例集―事例から暴力対応の基本を学ぶ―」の3部構成になっています。第3部の事例集は検討会議メンバーから事例を集め、身体的暴力、精神的暴力、セクハラ、悪質クレーム、その他に分類し、望ましい対応とその考えかたを、個人が特定されないよう一般化した上で記載しています。この第3部の事例集は兵庫県内の訪問看護・訪問介護事業所のみが見られるようになっており、現場の訪問看護師等からわかりやすいと好評です。

また、2017年度に本事業の主催で実施した研修会では、検討会議メンバーの福田大祐弁護士から、訪問看護や介護現場で起こりやすい暴力に対する法的な理解や対応について講義を受け理解が深まりました。また、2018年度の研修会では、兵庫県の津曲(つまがり)課長から「複数名訪問対象の夜間時間帯への拡大」について説明後、検討会メンバーの三木明子先生（関西医科大学）の講義と訪問看護師、訪問介護員、ケアマネジャーからの事例報告、パネルディスカッションを行いました（第5章2参照）。

　検討会議では、電話相談窓口における二次的な相談の具体的準備のほか、マニュアルの見直しや事例集の再編集などについて協議しています。さらに強化が望まれることとして、医療保険での複数名訪問に対する助成、モバイルセキュリティ機器の導入を、24時間対応を行うすべての訪問看護事業所・介護事業所が導入しやすくなる支援、夜間訪問の際、車内などでの待機と安否確認に対応できる仕組みなどについて、意見を出しています。

　この仕組みが動き出してから、当課の管理職たちの意識がとても高まりました。彼女たちからは、「威圧的な人に対する意識が変わった」「自分の対応が悪かったのではなく暴力を理解することが大事」「おかしいと思ったらすぐに確かめに行くようになった」「複数名訪問の助成制度があるというだけで安心感がある」などの声があがり、暴力に対する意識の変化を目の当たりにしています。他の自治体でもこうした仕組みが広がることを期待します。

引用・参考文献
1) 林千冬ほか．訪問看護師が利用者・家族から受ける暴力の実態と対策：兵庫県下における実態調査の結果から．訪問看護と介護．22(11)，2017，847-57．

1-4 各事業所の取り組み
多摩在宅支援センター円 訪問看護ステーション元

1 当事業所の特性と暴力

　多摩在宅支援センター円、訪問看護ステーション元は「私たちはその人らしい豊かで多様な生活を応援します」という理念のもと、多摩地域で活動をしている精神科に特化した訪問看護事業所です。また、医療と福祉の連携を重視した多職種チームによる包括的な地域支援を提供しています。

　当事業所の利用者は、統合失調症や双極性障害、認知症などの精神疾患を抱えながらも、地域で生活しています。精神症状がコントロールできない場合に易刺激性や易怒性をあわせもち、暴言や身体的暴力、セクシュアルハラスメント（セクハラ）が出現することがあります。一方で、必ずしも症状や病気に起因しないもの、つまり元来の性格や今までの経験から生じる暴力も多くあります。

　精神科訪問看護では、暴力に遭うリスクが高いと思うかもしれませんが、信頼関係をきちんと確立し、アセスメントをしっかり行い、ストレングス（利用者のもつ良いところや強み）を活用した暴力行為へのアプローチするなど、組織として暴力対策を行うことで、暴力のリスクを最小限にとどめることができると考えています。

事業所の概要

事業所名 訪問看護ステーション元
設置主体 NPO法人 多摩在宅支援センター円
所在地 東京都昭島市
利用者数 （2018年度上半期）月平均利用者数：145.7名
　　　　　　　　　　　　月平均訪問件数：615.5件（医療597.2件、介護18.2件）
スタッフ数 9名（看護師4名、保健師2名、作業療法士2名、事務員1名）、常勤換算7.1名

2　発生予防のための日頃からの取り組み

1　暴力防止啓発ポスターの掲示

　当事業所では、目につくところに暴力防止啓発ポスターを貼っています（図：メディカ出版HPの『ガマンしない、させない！　院内暴力対策「これだけは」』紹介ページ（https://www.medica.co.jp/catalog/book/6885?e_flg=0）からダウンロードすることができます）[1]。

　訪問看護師に限らず、医療従事者は暴力行為があった際、「具合が悪いのだから多少暴言があったとしても仕方がない」「そんなことで傷ついていてはプロとはいえない」など、暴力・ハラスメントを受けても自分自身の感情に蓋をして我慢し、諦めてしまう傾向にあると感じています。また、「報告したら、自分のアセスメント不足や対応がいけないと責められるのではないか」「大ごとにすると後々大変だから我慢しよう」と考えるスタッフもおり、暴力やハラスメントを受けたとしても、すべてが報告されるわけではありません。

　ポスターを掲示することによって、スタッフの暴力防止に関する意識が高まり「我慢しなくていいのだ」「つらいことを言ってもいいのだ」というような組織風土に変化していくことができます。

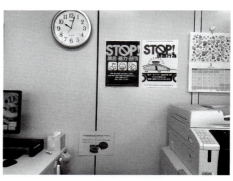

図　コピー機前にポスターを貼付

2　暴力対応マニュアルの整備

　暴力防止啓発ポスターの掲示にあわせて、当事業所では暴力対応マニュアルを作成しました（文献1、2、3を参考に作成）。身体的暴力、精神的暴力、セクハラに分け、発生時の被害者の対応や管理者の対応を細かく、かつ具体的に記載し、訪問看護の実情にあった内容としています。折に触れて暴力対応マニュアルの存在を伝え、具体的事例をもとにスタッフと話し合うようにしています。それにより、実際に自分が暴力の被害を受けたときにとるべき

行動が具体的にイメージできるようにしています。

3 契約時に暴力とその対応について説明

　契約時の重要事項説明書の中に、「契約の解除」という項目があります。「利用者様やご家族様が当ステーションに対して本契約を継続しがたいほどの背信行為を行った場合につきましては文書通知をもって契約を解除させていただくことがございます」とあります。また「サービスの一時停止」の項目では「利用者様やご家族様の責に帰すべき事由により訪問看護の提供が困難となった場合には訪問看護を一時休止させていただきます」とあります。

　契約時に、この文章を説明する際には、精神的暴力や身体的暴力、セクハラをした場合の話をさせていただいています。もちろん、精神科特有の症状もあるため、暴力がまったく起きないということはないのですが、暴力行為の抑止力にはなるかと思います。しかし、暴力があったからといって、ケアが必要な利用者に対して即座に訪問看護の契約を終了し、二度と訪問しないといっているわけではありません。暴力があった際には、そのときの状況や内容、事象についての前後関係をきちんと確認させていただいた上で、どのように対処するかケースにより検討させていただいています。

　この説明の際に注意しなくてはいけないことは、一方的に利用者側が暴力をしたら契約を中止するということではなく、お互いに「いい関係においていいケアを提供させていただきたい」という思いをきちんと説明することです。同時にサービスに関する苦情・相談窓口についての説明を行い、利用者と看護師の社会的な契約関係を、良好なものにしていくことを相互に確認することが大切だと考えています。

4 暴力のリスクの高い利用者に対する訪問体制

　精神科訪問看護指示書の内容や基本情報などから、過去の暴力行為の有無や内容、程度を確認します。また、当事業所では契約時にセルフケアのアセスメント、精神状態のアセスメント、フィジカルアセスメントシートを利用して、利用者の状態を丁寧にアセスメントしています。そこで暴力のリスクがどの程度あるのかを把握していきます。暴力のリスクが高いと判断した場

合には、必要に応じて男性看護師が担当する、複数名訪問体制をとるなどの暴力防止に努めています。

　精神科訪問看護においては、導入時から症状に起因する暴力行為のある利用者に訪問するケースがあります。その際には、暴力行為に注意をしながらも、ストレングスを活用した暴力行為へのアプローチを行います。信頼関係を確立していく中で、①暴力はどんな理由があっても良くないこと、②暴力をしたらすぐに謝ること、③イライラしたときの対策を繰り返し説明し、暴力に対する対策を一緒に考えることで、暴言や威圧的な行動の頻度が減ったケースもあります[4]。ケアの質を高めていくことで、暴力行為に対するアプローチも可能となります。ここで大切なのは、精神科訪問看護において悪意のある暴力行為に対しては組織としてきちんと対応し、症状に起因する暴力に関しては、利用者が暴力行為に向き合えるように、また少しでも暴力を減らせるようにアプローチしていくことだと考えています。

5 暴力発生時の情報共有体制と職場の雰囲気づくり

　当事業所では、毎朝のミーティングで情報共有の時間を設けています。この時間は、利用者の状態の報告のみならず、ケアの内容や方向性を検討する機会となっています。1人で訪問する機会が多いからこそ、一人ひとりの利用者の状態やケアに関しては細心の注意を払うようにしています。また、ケアがうまくいっているのかいっていないのか、信頼関係は確立されているのかについても、スタッフからの発言で知ることができます。このときに、スタッフに起こり得る陰性感情についてもきちんと把握しておきます。

　訪問時に、「ややきつめの口調で言われた」、「納得していないような表情」「全身をじろじろと見られた」など、暴力やハラスメントへ移行しそうな前兆が見えた場合には、そのことに焦点をあて、ミーティングの中で話し合っていきます。また、内容によっては管理者とスタッフが個別に相談する機会を設けています。例えば、利用者のきつい口調の原因について、精神症状によるものなのか、単なるいら立ちや機嫌の悪さなのか、ケアへの不満なのか、担当看護師と関係がうまくいっていないのかなど、管理者としてのアセスメントを行い、個々の対処方法について検討していきます。

また、実際に暴力が発生した場合には、この時間を使って情報の共有を行います。事例の概要、その後の状況報告、対応方法の検討について話し合う時間としています。

管理者は朝のミーティングの時間以外にも、スタッフとのコミュニケーションを常に気にかけ、たとえ小さなことであっても、すぐに報告や相談ができる職場の雰囲気をつくるように心掛けています。

3 発生した場合の事後の対応

暴力行為が発生した場合には暴力対応マニュアルに沿って行動をします。基本的には身体的暴力に対しては、すぐに逃げる、暴言やセクハラについても、一定の距離をとり、やめるように伝え、やめない場合はその場を離れる、その後すぐに管理者に連絡を入れると、具体的にマニュアルに明記しています。現実的に起こり得る状況について事例をあげて説明します。

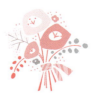

事例①

▶ 利用者によるセクハラ

訪問時、利用者がアダルトビデオ鑑賞をしていて、消すように頼んだが消してくれない。

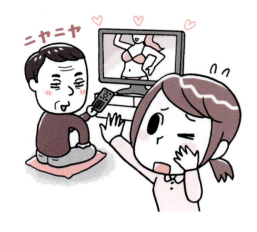

担当看護師は嫌な思いはしたけれども、「男の人だから仕方がない」「病気だからある程度は仕方がない」「やめてと伝えて逆に怒られたら怖い」など、さまざまな感情が湧き上がりながらも、不快感を押し殺してでもケアを行う傾向にあります。マニュアルに従えば、その場で「やめてください」と伝え、それでもセクハラ行為を継続する場合には「その場を立ち去る」ことになっているのですが、実際には、余程のことがないとなかなか「立ち去る」ことはできないように感じています。

このような場合、報告を受けた管理者は利用者に連絡をとり、訪問時の状況を確認します。そして、その行為はセクハラに値すること、やめない場合は訪問看護に伺うことができなくなることがあることを伝え、担当看護師を男性看護師へ変更する、複数名訪問をするなどの対応をします。また、被害者であるスタッフには、嫌な思いをした気持ちを共有し、同じようなことがあれば、ケアを継続しないでその場を立ち去ってもよいことをしっかりと伝えていきます。特に、セクハラの場合は、最初からあからさまに行うというよりも、少しずつセクハラのレベルを上げていくことがあるかと思います。最初は胸元を見る、次にさりげなく手を触る、次に大人向けの雑誌を見えるところに置く、次にアダルトビデオを流すなどです。そのため、どこで利用者に伝えていくのかの線引きが難しい部分はありますが、不快感を感じたらすぐに報告することをスタッフに伝えておくことが重要であると思います。

第4章 暴力・ハラスメントを防止するための現場の取り組み

事例②

▶ 管理者自身がセクハラや脅迫の対象となった

男性の利用者が管理者である担当看護師に陽性転移し、訪問時に抱きつこうとした。

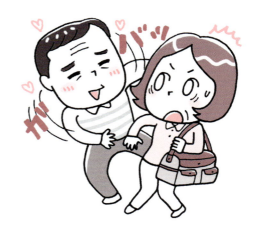

訪問看護では管理者もプレイングマネジャーであることが多く、管理者自身も被害に遭うことがあります。また、難しいケースの利用者を受け持つことも多々あるため、管理者が暴力の被害者になることは珍しいことではありません。

例のように、訪問看護師に抱きつこうとした場合は、すぐ「やめてください！」と伝えます。そのまま行為がエスカレートするようであれば、すぐに逃げることが重要です。そして追いかけてくるようであれば警察に通報します。利用者が「すみませんでした」とすぐに謝罪をして行為をやめた場合には、そのときの状況に応じてその場で説明し、二度としないことを約束していただく、あるいは一度その場を離れ、時間をおいてから電話などで説明することもあります。

その後、①ケアをしてくれる人に対して特別な感情を抱いてしまうことはよくあること、②今の感情は本来のものではないこと、③この経緯から担当変更が妥当であることについて説明し、担当看護師を変更します。このような場合、可能なら男性看護師に担当変更をすることや、複数名訪問を行うことが妥当であると考えられます。被害者が管理者である場合には、客観的かつ適切な判断が下せない可能性が高くあります。暴力の概要を情報共有した後は、別のスタッフに対応を委ねることが必要です。そのため、日頃から管理者の代行ができるスタッフを育成しておくことも大切になります。

事例③

▶ 利用者からの脅迫電話

24時間緊急電話に脅迫する内容の電話がかかってきた。

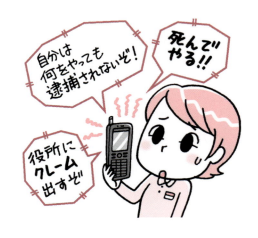

「お前らはひどいスタッフだ。明日市役所にクレームを出す。皆それでおしまいだ！ 今すぐ来い」「自分は精神障がい者だから何をやっても逮捕されないぞ！」「担当を電話に出せ！ 電話がなければトラックに飛び込んで死んでやる」など、緊急電話にも事務所にも脅迫的な内容の電話がひっきりなしにありました。

このような場合は、精神状態の悪化と判断できるため、24時間電話の対応について主治医やケースワーカーと検討した結果を利用者にきちんと伝えて、一貫した対応をとることが必要です。

いきなりこのような電話がきた場合、電話当番はどうしたらよいのかわからずに管理者に報告をすることと思います。ケースにもよりますが、そのような場合には、管理者は折り返しの電話はしても、脅迫には応じないことを利用者にきちんと伝えることが大切です。相手のペースに乗らされてしまうと要求は徐々にエスカレートしていきます。

このような精神症状の悪化に伴う行動の場合は、早期に医療につなげる必要があります。病院のケースワーカーや主治医に状況報告を行い、受診できる手筈を整えていきます。

4 管理者として心掛けていること

「そんなことを気にしていたら仕事にならない」「暴力をふるわれるような位置にいるのがいけない」「患者は病気だから仕方がない」と、精神科では新人時代から言われ続けてきました。長く精神科に身を置いていた筆者は、暴力に対する閾値が一般科の看護師よりも高くなっていたように感じています。

今回、全国訪問看護事業協会の暴力検討委員会に参加した中で、暴力に関して自分の危機意識の低さを痛感しました。「精神障害があるからといっても暴力は決して許されない行為であること」「症状や病気だから仕方ないという考えかたをしないこと」を改めて認識し、管理者として暴力対策を講じることにしました。その中で、特に大切だと感じたことが3つあります。

第一に、管理者が暴力・ハラスメントについてきちんとした認識をもち、暴力はいかなる場合でも許されないと理解することが大切だと考えます。

第二に、管理者がスタッフを守る姿勢を明確にすることです。暴力を受けたスタッフはその時点で一次被害に遭っています。報告をしてきた際に「あなたの対応に問題はなかったのか」という考えを伝えることは二次被害となります。報告があがってきた際には「言いにくいことをよく話してくれた」と伝え、つらかった気持ちに寄り添い、被害者の精神的ケアを第一優先にしていきます。（二次被害については第3章 p93参照）

第三に、組織の雰囲気づくりを大切にすることです。何でも話し合える雰囲気のあるチームでは、職場内のハラスメントは最小限に抑えられると感じています。また、暴力事例があった場合でも、スタッフのフォローや担当交代などが協力してスムーズに行えます。

引用・参考文献
1) 三木明子 編著．ひとコマイラストでわかる！ 医療安全学習にそのまま使える ガマンしない、させない！ 院内暴力「これだけは」：あらゆる暴力への対応を掲載 現場から17の取り組み例を紹介．坂本すが 編．東京，メディカ出版，2017，176p（医療安全BOOKS6）．
2) 国際看護師協会．ICNガイドライン 職場における暴力対策ガイドライン．2007年改訂版．東京，社団法人日本看護協会，2007，1-18．https://www.nurse.or.jp/home/publication/pdf/icn_02.pdf
3) 公益社団法人日本看護協会．保健医療福祉施設における暴力対策指針―看護者のために―．https://www.nurse.or.jp/home/publication/pdf/bouryokusisin.pdf
4) 原子英樹．訪問看護が家庭内暴力とどう向き合うか：実際の卵での事例を紹介しながら、家庭内暴力について考えます．みんなねっと．10，2016，5-15．

1-5 各事業所の取り組み
公益社団法人中央区医師会 訪問看護ステーションあかし

1 クレーム低減のためのケアの見える化の工夫

　訪問看護師は利用者宅のそれぞれの個別のルールを守らなければなりません。ゴミの捨てかたから電気のつけかた、鍵の開けかた、ケアの方法や注意事項をなど、たくさんのルールを保守しながら、看護ケアを提供することが求められています。すべてを含めて評価の対象になります。

　多くのルールがある訪問看護で、クレームなどのリスク管理をするには、どうすべきなのでしょうか。組織が大きくなるにつれて関わる看護師は多くなり、同じ看護師が訪問するのではなく、ローテーションを組んで訪問したり、緊急時に違う看護師が訪問することは当然のことです。

　以前は、担当が代わるたびに、多くの時間を費やして申し送りをしていましたが、時間を費やしたにも関わらず、申し送り不足や情報共有不足、申し送りを聞いたが忘れた、ということが起きればクレームにつながります。利用者の家族が求める看護を提供することと、個人のルールを守ること、どちらも重要であるからこそ「ケアと個別ルールを見える化」をする必要があります。

　当事業所で使用している訪問看護ケア表の例を示します（図1、p168 図2）。

事業所の概要
- **事業所名** 訪問看護ステーションあかし
- **設置主体** 公益社団法人中央区医師会
- **所在地** 東京都中央区
- **利用者数**（2018年度）月平均利用者数：270名
  　　　　　　　　　月平均訪問件数：1,700件（医療600件、介護1,100件）
- **スタッフ数** 27名（看護師24名、事務員3名）、常勤換算17.8名

```
ケア表を新規作成または更新しましたので
取り込みをお願いします。

利用者番号 _____

利用者様名 _____ 様

        作成看護師
```

図1 訪問看護ケア表

　初めて訪問する看護師でも、訪問看護ケア表をみていけば口頭での申し送りはなくとも、自分がどんな看護を提供すればよいのか、主治医の情報や1週間の利用者の予定、包括指示や鍵の取り扱い、訪問時の流れ、利用者の特徴や注意点、訪問先の部屋の見取り図などがわかります。また利用者の家族がここは守ってほしい、というルールも明確化しているため、クレームの低減にもつながります。もちろん、この情報はシステム化されており当訪問看護ステーションでは、「Handeye看結」という看護記録システムを導入しています。事業所内の看護師全員がiPhoneで情報を取り込み、確認ができるようになっています。

　訪問看護ケア表を作成し、看護の質の管理やルールを可視化すること、それが現場で見えることは、利用者の家族が望む看護ケアを保守し続けることにつながります。このように、組織的にリスク管理をすることが大切です。また、暴力のリスクを予測して、回避できるように情報共有することや、オープンマインドで日頃起きていることを語れる所内の環境や仲間意識も必要であると考えます。また暴力やクレームを未然に防ぐために勉強会などを行い、「暴力とは何か」という予備知識をもつことも有用であると考えます。このような組織の取り組みがスタッフを守り、組織的に取り組んでいることを表明することにつながります。

　次に組織的に取り組んで成功した事例を紹介します。

訪問看護ケア表

記載日　平成 30 年 7 月 30 日　　　　　作成者：●●▲▲

利用者番号：
利用者名　：　　●●▲▲　　　　　　　　　様
病院名　　：　　●●醫院
主治医名　：　　●●　▲　　　　　　　　　先生

週間スケジュールサービス

サービス種	月	火	水	木	金	土	日
訪問看護	●			●			
訪問リハビリ	●		●				
訪問入浴					●		

往診・受診状況	包括指示	備考	番号（キーボックス）
毎週（木）に往診 日大歯学部　摂食嚥下●●医師 往診あり	H30/7 月～訪問入浴が導入 吸引器引き取り済	＊妻できること 吸引・尿破棄・オムツ交換・臀部洗浄とはりかえ	妻ケア中の時は解錠してあるので、インターホン押して入る。閉まっている時は待つ（ドアを強く手間に引っ張らない） ＊緊急時用鍵預かり（一番下の鍵穴）

	訪問の流れ	注意事項
①	V/S	左手で血圧測定をしている。
②	食事・嚥下状態の確認 呼吸状態の確認（必要時吸引）	誤嚥性肺炎を繰り返している。H30.1 月嚥下評価：嚥下遅延・咽頭残留はある。2-3 口に 1 度は水分を飲む。水分はウスターソース程度のトロミ。固形物は歯茎でつぶせる程度を目安に。
③	膀胱留置カテーテル管理 陰臀部洗浄	前立腺肥大による尿閉症状あり、主治医にて Ba16Fr/10ml で管理中（詰まりやすくシリコン製にしている）。尿漏れしやすいが、引っ張り気味の固定だと座位時に痛みが強いので、固定時はゆとりをもたせている。 尿漏れ多く H30/6/21 ～訪問毎に固定水 10ml 確認し不足あれば滅菌蒸留水足す（適宜生食で膀胱洗浄する）
④	排便コントロール 必要時浣腸処置（月・木）	ベッド上で腹部マッサージ・浣腸施行⇒トイレ離床介助し排泄。便硬い時は摘便介助。 排便 -1 日目以上の時は残便確認、浣腸で排泄介助した方がよい（本人は浣腸可能であればしたくない）。 H30/6/21 現在マグミット連日 1-1-1（適宜妻が昼スキップ）の服用で週 2-3 回自然排便あり
⑤	ADL 確認	車椅子離床手順①頭部 60 度までギャッジアップ②介助で足をゆっくりおろす③背中を支え端坐位介助④本人が左手支援バーをつかんでゆっくり立つので軽介助⑤両手で支援バーを持ち立位保持⑥後ろから車椅子をいれて座る。（介助方法見直した方が良いと CM より提案あり PT に助言求めていく予定）
⑥	内服セット（1 週間分埋める。妻が行っている時は確認をする）	余裕がないと間違えてセットしやすいので注意する 昼のマグミットのみシートで処方あり、管理しやすいと妻がカレンダー右ポケットに入れている。
⑦	妻の介護負担・体調	妻が介護しているが、とても一生懸命で抱え込んでしまい、混乱やパニックになりやすい。 傾聴し、重要事項は繰り返し確認をして受け止めを確認する。 看護師間の申し送り不足を妻が不満に感じやすいため、対応に注意が必要です
⑧	連絡ノート記入	

注意事項	※基本的に物品等は妻が準備してくれますが、妻の体調に応じて適宜手伝ってあげて下さい。 ※家族の話はあまり詳しく聞いてほしくない（妻にもご本人にも）と希望あり ※計画書は経過や見直した点等を丁寧に説明した上でサインもらうこと（クレームあった事あり）

部屋の配置・物品の位置／物の位置

	物の位置
❶	軟膏・石鹸
❷	茶色の棚　引出に軟膏・テープ・ガーゼ類
❸	その下の開き戸にオムツ
❹	ベッド柵にスライディングシートの袋
❺	ベッド足元の開き扉にごみ袋
❻	椎井先生のファイル、その中に連絡ノート
❼	内服カレンダー　残薬は妻に出してもらう
❽	陰洗ボトル
❾	同箇所に滅菌蒸留水、生食、シリンジ、注射針
❿	ベッド下に緊急交換用バルン在庫 1 つ
⓫	

図2　訪問看護ケア表（入力例）

＊通常は黒で記入。より注視して見てほしいところは赤字にします。

第4章　暴力・ハラスメントを防止するための現場の取り組み

　事例①

▶ 利用者の家族からのクレーム

脳出血後遺症で四肢麻痺、寝たきり状態、発語ほとんどなし、胃瘻造設の利用者へ週2回（後に看取り場面では毎日）訪問看護をしていた。家族は、同年代の妻と生活していた。夫を想い、懸命に介護をしているため、ヘルパーや看護師に対しての要求も高い。

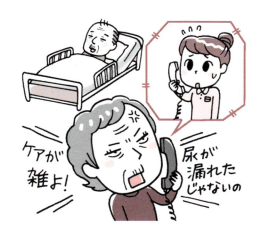

訪問看護を終えて帰所すると、家族から、「オムツの当てかたが悪い、そのため尿が漏れた」「清拭したタオルが置きっぱなしだった」「吸引器が壊れている」と電話が入る状況だった。

クレームの電話は、当初は管理者あてにあり、当日ないしは、翌日に訪問して、事実確認と謝罪を行っていましたが、徐々に頻度が増し、特定の看護師に対して直接電話をしてきて、「あなたは看護師としての経験値が浅い」「ケアのしかたが雑」「後始末がなっていない」などとエスカレートしていきました。電話の回数が増えているため、複数いる担当の看護師から現場で何が起こっているのかを聞き取り、また現場に看護師と同行をしながら確認作業を行うと、特定の看護師に向けての攻撃性は否定できませんでした。

このままでは両者にとって精神衛生上良くないと考え、クレーム対象となっている看護師を代えることを利用者・家族に提案すると、「〇〇さんは、失敗は多いけど性格はいいし、代えることは嫌」、当看護師も「私のケアがいけないのだと思うので」とがんばらせてほしいと話しました。ですが、筆者は管理者として、看護師が自分の対応が悪いからではないか、ととらえていることに疑問を感じました。看護の現場では、何かクレームがあった場合、「自分の対応が悪いから」と、自分自身の対応のまずさがこのような結果を生んだ、と反省し、クレームの意味づけをして、再燃予防のための対応方法を考えるという思考過程をしがちです。もちろん、私たちの対応の間違

いに対してご意見をいただくことはありますが、それが威圧的で、かつ繰り返され、看護師側が萎縮するほどになっているのは、暴力ととらえなければならないのですが、どうしてもそこの感度が鈍くなりがちだと感じます。

この状態で同じ看護師が訪問し続けることは、以下5つの問題が考えられます。

①看護師自身のストレスが増加し精神衛生上、よくないこと
②クレームを起こさないようにしよう、と本来であれば問題なく行える業務も過緊張で思わぬインシデントやアクシデントを生む可能性
③担当看護師が休んだときにケアの申し送り、統一がなされていないことで新たなクレームにつながる可能性
④クレームの多い家の訪問には行きたくないと、他のスタッフのモチベーションやケアの質の低下につながる可能性
⑤利用者の家族に対しては、どの看護師が訪問しても安心してケアを受けることができるようにしていく必要がある

そこで、筆者は複数名加算が算定できる状態ではありませんでしたが、看護師の精神面への配慮と看護師を守る組織であるという姿勢を示しました。そして利用者の家族には、2名体制で訪問することで、しっかりとしたケアをお届けしたい気持ちであることを伝えて、同意を得ました。

2名体制のうち、1名は必ず以前訪問したことがある看護師を配置し、家族も知っている看護師であることで、安心感を得ることに成功しました。また、2名で訪問することで、看護師もローテーションすることができるようになり、スタッフのストレスを低減することができるようになりました。ケアは安全に行えるようになり、ケア後はケアの不備がないか、片づけに不備がないかをダブルチェックする体制を強化し、ケアの漏れを防止することができるようになりました。

また、2名体制にすることで新人看護師の教育の面でも看護ケアを丁寧に指導ができるようになったのは、訪問看護未経験者や新卒看護師を育てる体制にある当事業所にとっては効果が高かった面でもありました。また、残念ながらクレームがあった場合でも、スタッフ同士で話し合い、問題点を表面

化、解決策を早急に立案できるようになりました。そして、1人で抱え込まず、組織で分かち合い、お互いを支え合うことができるようになりました。

　これまで理不尽なクレームばかりする嫌な妻、できれば訪問したくないと思っていた訪問先との受け止めかたから、夫を大切に想っている妻であるからこそ、私たち看護師に求めるものも大きかったのだと受け止めることができるようになり、看護師として利用者と家族に何ができるのか、何をすべきなのか、組織全体で考えられるようになりました。その結果、お互いが信頼できる関係性へと変化しました。

　2名体制にするコストももちろん大変なことではありますが、それ以上に、利用者と家族を守れたこと、看護師を守りぬくことができたこと、看護師のスキルアップにもつながったこと、組織が成長したことは大きな財産となりました。

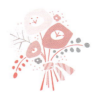

1-6 各事業所の取り組み
訪問看護ステーションけせら

1 入職時オリエンテーションで訪問看護の リスクや対応方法を伝える

　入職時のオリエンテーションでは、どのようなことを伝えているでしょうか？　新入職者は「さあー、これから訪問看護がんばるぞー」という思いをもっていることでしょう。それでも、訪問看護ならではのリスクもあることを最初に伝えるべきとして、当事業所では以下のようなこともオリエンテーションの内容に入れて伝えています。

① 訪問看護では事故やリスクもあること
　病院とは異なる職場環境ならではの起こり得る事故やリスクについて話をします。

② 自身の身を守るための訪問時の注意
　一般的なマナーに加え、入室する際には出口に近いほうに座ること、玄関は解錠のままをお願いすることを伝えます。

③ 飲食物を出されたときの注意
　お茶を出されても飲まず、今後も不要であることを毅然とした態度で伝えます。ただし、節度をもって毅然と伝えることが重要です。

事業所の概要

- **事業所名** 訪問看護ステーションけせら
- **設置主体** 株式会社けせら
- **所在地** 東京都文京区
- **利用者数** (2018年度) 月平均利用者数：140名
　　　　　　月平均訪問件数：820件（医療281件、介護539件）
- **スタッフ数** 24名（看護師16名、理学療法士6名、事務員2名）、常勤換算12.8名

2　暴力・ハラスメントについて会話をしやすい職場づくり

① カンファレンスで気になる患者を話題にする

　毎朝のカンファレンスでは、スタッフが気に掛かる利用者についての報告を行います。経験豊富な訪問看護師から、他の機関や医師に早めに報告したほうがよいことや、担当者を交代したほうがよいとの意見もあるでしょう。全員で情報を共有できること、1人、2人の見かたではなく多くのスタッフのさまざまな意見によって問題を検討することが大切です。

② 暴力・ハラスメントについて日常的に話題にする

　カンファレンス以外の時間帯であっても、ハラスメントの話はあえて話題にすることも必要です。何を不快と感じるか、何を暴力やハラスメントと感じるか、看護師一人ひとりそれぞれの受け止めかたが微妙に違っています。嫌だと感じているのは自分だけではないことやハラスメントの対応のしかたや、気持ちの切り替えかたなどを、他の看護師から学ぶことができる機会となります。また、担当を交代してほしいと気軽に言えるステーションの雰囲気をつくるのは管理者の役目です。

　チームで動く場合、チームリーダーはリーダー自身がハラスメントとわずかでも感じたならば、チームメンバーも感じていると認識して、チームで訪問のしかたについて検討していきましょう。

3　管理者の責務

　ハラスメントの受け止めかたは、話し合いや研修を全員同じように実施したとしても、まったく同じにはなりません。だからこそ、看護師それぞれが思いを伝えることができる環境は常に必要です。「仕方ない」とか「自分がうまく対応できなかったから」などのように、自分の責任と思い込まないようにしましょう。管理者は積極的にハラスメント情報を話題にし、一人ひとりの思いを聴く姿勢をもちましょう。「つらい」と感じている看護師には我慢させないようにします。

相手はハラスメントとは認識していない場合もあります。管理者は同行訪問を重ね、事実の確認と必要によっては担当の看護師を交代することや、利用者本人や家族に直接やめていただきたいと伝えることも必要です。

　訪問看護事業所は、利用者がいなければ運営できませんが、同時に訪問看護師がいなくても運営できません。一人ひとりの看護師を守ることも事業者や管理者の責務です。

4　事例から見る対応

　暴力・ハラスメントに、どのように対応したらよいのか、事例とともにみていきましょう。

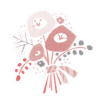

事例①

▶ 利用者の家族からのセクハラ

利用者の夫がセクシャルハラスメント（セクハラ）をするケース。注意しても「そこの物をとろうとして」とか「手が滑っちゃって」などと言いつくろうため、男性看護師に交代しようとしても、「利用者が女性なので担当者は女性を希望」と利用者の夫が言う。

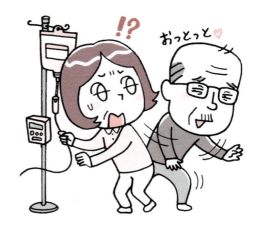

　ベテランの担当看護師は仕事上の少々のトラブルに関して動じることは少ないです。そのため担当者交代を提案しても、自分が「嫌だな」と思うケースの利用者を、他の看護師に交代するのも嫌だと感じています。担当看護師には定期的にセクハラの程度の確認と、その話しかたの口調や内容から看護師がどのように感じているかを探り、看護師の本音を聞き出します。その結果によっては、別の看護師でのローテーションを検討します。どの看護師であっても不快な思いは同様ですが、ローテーションを繰り返す中、切り返すわざが上手な者を中心にしていきます。セクハラに関しては、日頃から看護師それぞれの受け止めかたや許容量の範囲、対処のしかたについて把握しておくとよいでしょう。

　「不快であること」「やめてほしい」ということはしっかり伝えないと、助長するので担当看護師が伝えにくい場合は管理者から申し入れをしましょう。

事例②

▶ 利用者からの身に覚えのないクレーム

30代男性。担当看護師に対するクレームが、メールでA4サイズ2ページ分ほど送信された。内容は、訪問していた際の会話に対するクレームであった。看護師は、訪問時にはまったくクレームになるような内容とは感じられなかったことだった。

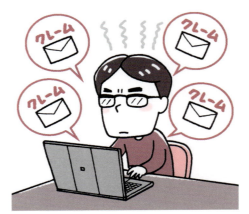

　ちょうどこの頃、地域担当の保健師から訪問滞在時間について、もう少し短くしてはどうかと提案がありました。当利用者から何らかのクレームがあったようです。しかし、訪問滞在時間は利用者本人が望んだことであり、担当看護師には納得のいかないものでした。まったく違和感のない訪問看護の中で、突然クレームの対象になったことに対し、担当看護師は怖いと感じました。

　利用者に対し、「怖い」と感じたとしたならばその後に良い訪問看護が提供できるとは思いません。また、利用者から訪問看護の中止を求めてきていることから、保健師やその他の関係者とも話し合い、いったん訪問看護を中止するという結論になりました。利用者は今までも同じような形で人との関係を築けない傾向にありました。意図的ではないことは理解しています。しかし、その行為や発言を、看護師は不安に思うことも事実です。関係者との情報共有を密にすることで対応できる場合があります。

第4章 暴力・ハラスメントを防止するための現場の取り組み

事例③

▶ 利用者の家族が刃物を持っている

訪問看護師が利用者宅を訪問した際に利用者の夫が玄関で包丁を持って立っており、初対面ではないのに訪問してきた要件や、所属先を確認し、利用者本人に会わせようとしない。包丁を振り上げようとするため、家の中に入ることもできない。地域包括支援センターに報告し、対応を依頼した。

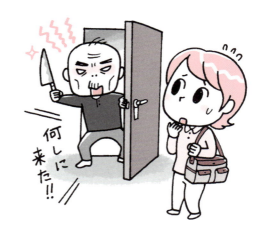

　その後の情報では、利用者の家族が以前から精神疾患を患っていたこと、服薬していた既往はあるが中断してしまい、継続して服薬していなかったことから生じた行為と判明しました。事前に家族の病気についてわかっていたならば、対応できましたが、すべての家族情報を得ることはできないのが実情です。特に精神疾患に関する情報は表には出にくいでしょう。不穏な状態で刃物を持っている人がそばにいるだけでも「怖い」と思うのは普通の感覚です。迷わず逃げましょう。

　筆者自身も不安があるときはいつも、万が一の場合そこから逃げることができるかどうかの判断をしています。逃げた場合、利用者にサービスが提供できず、利用者の状況の確認ができず、そのことに対して苦情となる可能性も考えられますが、このような状況ではまずは自分自身が傷つかないことを選択し、そのことを報告します。対応については関係者間で協議して、次につなげていくことが大事です。

2 暴力・ハラスメントに関する チェックリストと対応フロー

　日常業務における暴力・ハラスメントに関するチェックリストや暴力・ハラスメントが発生した際の対応フローと活用のしかたをご紹介します。

暴力・ハラスメントのリスクアセスメントチェックリスト（p180 表1）
　「利用者・家族」のチェックは、利用者の新規訪問開始時に、事前にリストの内容をアセスメントして、ある場合は「はい」、ない場合は「いいえ」にチェックします。「はい」が多いほどリスクは高くなります。「はい」の場合には、どのような状況なのか、アセスメントした結果を具体的な文章にして、予測される暴力・ハラスメントへの対策を検討し、スタッフ全員で共有します。

在宅ケアにおける暴力・ハラスメント対策チェックリスト（p180 表2）
　「スタッフの自己チェック」は、利用者・家族からの暴力・ハラスメントを回避するための訪問看護師の態度や姿勢のチェックです。また、「管理者の自己チェック」は、利用者・家族からの暴力・ハラスメントからスタッフを守る管理者の態度や姿勢のチェックです。このチェックは、定期的に自らの態度に照らし合わせて、やっているあるいはできる場合は「はい」、やっていないあるいはできない場合は「いいえ」にチェックします。「はい」が多いほど対策の実施率が高いといえます。「いいえ」の場合には、どのような時にできていないのか、どのような利用者にできていないのか、なぜできないのか、どうすれば「はい」になるのかを考え、具体的な場面から改善点を見つけて、意識的にできるようにします。

暴力・ハラスメント対応フロー(スタッフ用)(p181 表3)

　暴力・ハラスメント発生時に、被害を受けた訪問看護師が適切に報告や通報、対応をするための具体的な行動と流れをレベル別に示したフロー表です。まず、被害の状況がどのレベルなのか「定義」で確認します。発生時の対応→発生後の対応→報告書の作成の順番で、それぞれの内容の行動ができているかを確認してください。このフローについては、発生時に確認するのみならず、常日頃から頭に入れておくことも重要です。

暴力・ハラスメント対応フロー(管理者用)
(p182〜183 表4)

　暴力・ハラスメント報告を受けた際、管理者が適切に対応するための具体的な行動を対象者別に示したフロー表です。発生時の対応→発生後の対応→報告書の作成支援の順番で、それぞれの内容の行動ができているかを確認してください。このフローについては、スタッフ用と同じように、発生時に確認するのみならず、常日頃から頭に入れておくことが重要です。

暴力・ハラスメント報告書(例)(p184 表5)

　暴力・ハラスメントが発生した際、事業所あるいは法人(事業者)への報告をするときに使う書式の例です。客観的視点で事実を記載するようにします。被害者が記入しにくい箇所は相談担当者や管理者が記入するとよいでしょう。

　報告書を使って事例検討等にも活用できます。報告書に記載すべき最低限の項目になっていますので、この書式を参考にして、レイアウトを変更したり項目を増やしたりするなど、各事業所で工夫して活用してください。

参考文献

1) 三木明子 編著. ひとコマイラストでわかる！医療安全学習にそのまま使える ガマンしない、させない！院内暴力対策「これだけは」：あらゆる暴力への対応を掲載.現場から17の取り組み例を紹介. 坂本すが 編. 東京, メディカ出版, 2017, 176p (医療安全BOOKS6).
2) 兵庫県看護協会. 訪問看護師・訪問介護員が受ける暴力等対策マニュアル Ver.1. https://www.hna.or.jp/for_nurses/n_visiting_nursing/against_violence/entry-1526.html (参照2018-11-16)
3) 特集：ハラスメントから看護師を守る：当事者を支える組織づくり. 看護展望. 43 (8), 2018.

表1　暴力・ハラスメントのリスクアセスメントチェックリスト

		利用者		家族	
		はい	いいえ	はい	いいえ
利用者・家族について	病気や症状が起因となる暴力につながる背景がある				
	悪化要因がある（アルコール、薬剤の有無）				
	態度や言葉で、表出される怒りや不安・不満がある				
	脅迫的な態度がある				
	暴力の既往がある				

表2　在宅ケアにおける暴力・ハラスメント対策チェックリスト

		はい	いいえ
スタッフの自己チェック	対象者に不快を与えない服装や身だしなみである		
	暴力・ハラスメントに関する情報を多角的に収集できている		
	対象者を尊重し、自律と尊厳を守っている		
	誠実な気遣いと傾聴ができる		
	穏やかで丁寧な言葉遣いや態度である		
	対象者に対して、対応の意図の説明ができる		
	批判を受け入れる心構えがある		
	対象者が不満や感情を表出したり、説明する機会を提供している		
	対象者のパーソナルスペースを守り、適切な距離の保持ができる		
	出入り口の確保など、在宅で想定されるリスクを回避するために留意している		
	身の危険を感じたときや不安があるときには、報告・相談している		
	問題を自分だけで抱え込まず、すぐに相談できる		
	事業所内で対応方法を話し合う時や事例検討会で、建設的な発言ができる		
	理不尽な暴力は容認しない		
	暴力・ハラスメントに対するストレス対処方法がある		
	暴力・ハラスメントに関する教育・研修を受けている		
管理者の自己チェック	スタッフの所外の行き先や訪問先の状況（利用者・家族・家庭環境・近隣の環境）を把握している		
	暴力が予測される場合には、事前に助言し複数名対応としている		
	暴力が予測される場合には、事業所内でスタッフと対応方法について話し合う場を設けている		
	関係機関（他サービス・行政・警察など）と対応方法について協議できる関係性を保っている		
	暴力の実態を把握し組織の問題として迅速に提案している		

表3　暴力・ハラスメント対応フロー（スタッフ用）

		レベル0	レベル1	レベル2	レベル3
定義		にらみつけたり、文句を言う、性的な嫌がらせや相手の望まない性的な言動をするなど不快を感じるレベル	大声を出したり、すごんだりして身の危険を感じるレベル	暴力をふるう、凶器を持ち出す、襲いかかるレベル	暴行・傷害発生レベル
発生時の対応	現場での対応	一定の距離を置く		すぐにその場を離れる・逃げる	
		・行為者から一定の距離を置く ・不快な行為に対して、不快である旨を行為者に伝える ・不快である旨を伝えても止めない場合には、ケアを継続しない	・行為者から一定の距離を置く ・可能であれば、行為者に対して低い声で話しかける ・落ち着いて話せる環境に誘導する ・身の危険を感じながらケアを継続しない ・ケア継続が難しい場合はその場から立ち去る	・自身の安全確保を優先し、その場から立ち去る ・救急車手配する、または受診をする ・受診先では労災になる可能性を伝え、健康保険を使わない	
	報告通報	事業所に戻り、管理者へ**報告**	電話で管理者へ**報告**	電話で管理者へ**報告**必要時、警察へ**通報**	すぐに警察に**通報**する
		・発生時の状況を管理者に報告する（行為者・内容・時間など）	・発生時の状況を管理者に報告する ・管理者の指示の下に行動する	・発生時の状況を管理者に報告する（加害者・日時・発生場所・発生状況・発生経過・被害内容など） ・自身の傷病状況を管理者に報告する ・管理者の指示の下に行動する ・警察に通報する	
発生後の対応		安全な訪問について事業所内で検討する	安全な訪問について事業所内で検討する 被害者の心身のケアを行う		
		・管理者に事実を報告し自分の感じていることを伝える ・訪問継続への不安などを管理者や職場のスタッフと共有する ・職場のスタッフや管理者に今後の対応や勤務体制を相談する	・怪我などの被害状況は写真を撮っておく ・受診の継続性を医療機関と相談をする ・受診結果を管理者に報告する（診断書提出） ・今後の勤務体制を相談する ・管理者の指示に従い、労働災害の手続きを行う ・不安などの状態を放置せず、管理者や職場のスタッフと話をする ・必要時は専門家のカウンセリングなどを受ける ・十分な休息と外的ストレスの低減を図る		
報告書の作成		暴力・ハラスメント報告書の作成　p184 表5 参照			
		種類、行為者、発生日時、発生場所、暴力レベル、暴力の内容、発生状況、発生時の対応、被害の状況、受診の有無、警察への通報、発生後の対応、医師・行政・他職種との連携、再発防止策　など			

表4　暴力・ハラスメント対応フロー（管理者用）

	被害者への対応	他のスタッフへの対応	行為者への対応
発生時の対応	・適時に報告・相談を受ける体制を整える	・他のスタッフへ説明・情報共有する	・利用者・家族に対し事実確認をする手段／日時を検討する
	・レベル2および3の場合は、その場から避難させる	・役割分担・訪問先変更を指示する	・訪問して事情・理由を確認する（相手を刺激しないように配慮する）
	・心身の状態の確認・受診の必要性を判断し、受診を手配する	・緊急対応するスタッフに指示をする	・可能であれば、暴力行為に至った経緯を確認し解決を図る
	・訪問スケジュールや業務の調整をする	・レベル3の場合は、事業所全体に危険通知する	・話し合いや説得が困難な場合は、その場から立ち去る
	・必要時、家族等に連絡する		
発生後の対応	・暴力による健康状態の確認・把握をする	・経過について情報共有する	・事情を確認する
	・精神状態の変化等に気を配る	・暴力のリスク要因の検討とリスクの再アセスメントを行う	・その後の経過を観察する
	・常に相談に対応する	・再発防止策を検討する	・訪問が継続できない場合の対処を行う
	・休息への配慮をする	・事業所内の影響を把握し、対応策を検討する	
	・就業上の配慮をする	・スタッフ全員へのメンタルヘルス・相談対応を行う	
	・必要時には専門家によるカウンセリングを受けさせる		
	・継続的な身体的・精神的影響の把握と支援を行う		
	・警察への対応、告訴について意向を確認する		
報告書の作成支援	・状況を記録に残す（本人または代理の者）	・報告書の発生時の状況を回覧し内容を共有する	
	・報告書が客観的視点で書かれているか確認する	・報告書の発生時の状況を参考に事例検討する	

第4章 暴力・ハラスメントを防止するための現場の取り組み

主治医への対応	法人（事業者）への対応	行政・他職種への対応	警察への対応
・主治医に報告する	・状況の説明・情報共有をする	・ケアマネジャーや地域包括支援センター職員に連絡する	・レベル2および3の場合は、警察へ通報する
			・警察へ通報、対応する担当者を決定する

・サービスの継続の必要性とサービス提供の検討をする	・発生後の状況や対応について報告する	・関係者に情報提供する	・被害届と法的措置について相談する（本人の意向を確認）
・暴力などが疾患や病状に起因する場合は、主治医と相談する	・労災の手続きを依頼する	・事例検討により対応策を決める	
	・解決するまで、随時、相談する	・継続的な予防策を検討する	
	・告訴について相談する（本人の意向を確認）		

	・報告書を提出して、報告する		
	・今後の対応策について報告する		

表5　暴力・ハラスメント報告書（例）

＊報告書は、基本的に被害者が記入しますが、記入しにくい箇所は相談担当者や管理者が記入してもかまいません

報　告　日　　　年　　月　　日
報告者氏名

種類	☐身体的暴力　　☐精神的暴力　　☐セクシュアルハラスメント　　☐その他（　　　　）		
行為者			男　女
発生日時	年　　月　　日　　時　　分		
発生場所	☐利用者宅　　☐屋外　　☐事業所内　　☐その他（　　　　　　）		
暴力レベル	☐レベル0	不快を感じるレベル（文句を言う、性的な言動など）	
	☐レベル1	身の危険を感じるレベル（大声を出す、すごむなど）	
	☐レベル2	暴力をふるう、凶器を持ち出す、危害を受けるレベル	
	☐レベル3	暴行・傷害発生レベル	
暴力の内容			
発生状況			
発生時の対応			
被害の状況			
受診の有無	☐なし	☐あり（医療機関名　　　　　　　　）	☐再受診
警察への通報	☐なし	☐あり（警察署名　　　　　　　　　　　　）	
発生後の対応			
医師・行政・他職種との連携			
再発防止策			

　　　　年　　月　　日　　　受理者　　　　　　　　　　㊞

第4章 暴力・ハラスメントを防止するための現場の取り組み

介護サービスの質を下げないために管理者ができる最低限のこと

城西国際大学 福祉総合学部 准教授　篠﨑良勝

　筆者が、このコラムでお伝えしたいことは1つです。
　「ハラスメント被害を受けた介護職員が、あなた（上司）に相談する苦しさをしっかりと受けとめてほしい」ということです。
　筆者自身が以前行った調査によると、「性的嫌がらせを受けたヘルパーの場合」でいうと、被害を受けたヘルパーが10人いた場合、上司に相談するのは5割（5人）です。そして、この5人のうち、「対策をとってくれた」と答えているヘルパーは5人のうち2人程度です。同様に、「暴力を受けたヘルパーの場合」で、被害を受けたヘルパーが10人いたとすると、上司に相談するのは5割（5人）です。そして、対策をとってくれたと答えているヘルパーは5人のうち2人程度です。
　つまり、ハラスメント被害を受けたヘルパーが10人いても、7～8人は未解決なままという状態なのです。ゆえに、この問題は「古くて（←昔からある問題）、新しい（←解決策がとられていない）問題」なのではないでしょうか。
　ゆえに、筆者が最も必要と感じていることは、「ハラスメント被害を受けた介護職員としっかり向き合ってくれる上司の存在」ではないかと考えています。
　もちろん、介護職員の相談に真摯に向き合ってくれたとしても、解決策は一朝一夕には構築できないでしょう。しかし、向き合ってくれれば、受け止めてくれれば、「心（苦しみ・つらさ・怖さ）」が救われる介護職員は少なくないはずです。
　「それはつらかったでしょう」、「あなたの受けた内容はハラスメントですね」と。
　ハラスメント被害者は、相談するだけでも勇気が必要です。ましてや、介護職員の場合は利用者や家族側を敵（加害者）に見立てるわけですから、介護職員自身にも覚悟が必要です。「気のせいだと思うようにしよう」「胸の中にしまっておけばいい」と思いながら、重苦しい思いの中で上司に相談するわけです。
　そのとき、「今回は我慢してくれないかなぁ」「あなたに隙があったのでは」「気のせいじゃないの」などと一蹴されれば、もう誰も味方がいないと感じるのが被害を受けた介護職員です。そうなれば、介護サービスの質は落ちますし、能率も落ちます。そして退職もしたくなるでしょう。また、介護サービスの質の面をもう少し掘り下げて考えれば、利用者側からのハラスメントを容認するような在宅ケアの現場であれば、自立支援の効果は薄らぐでしょう。
　職場がハラスメントの問題としっかりと向き合うことは、介護職員を守ることになり、その先にいる利用者を守ることにもなるという信念をもってもらいたいと思います。

3 「暴力」または「ハラスメント」に係る法的根拠

1 事業者の安全配慮義務

　労働契約法は、「使用者は、労働契約に伴い、労働者がその生命、身体等の安全を確保しつつ労働することができるよう、必要な配慮をするものとする。」と定めています（第5条）。この安全配慮義務の観点からも、訪問看護事業者としては、「暴力」のような犯罪に該当する可能性のある場合はもちろんのこと、「ハラスメント」も見過ごすことはできません。

　そこで、例えば、厚生労働省労働基準局監督課の「モデル就業規則」（平成30年1月改正）では、「職場のパワーハラスメントの禁止」として「職務上の地位や人間関係などの職場内の優位性を背景にした、業務の適正な範囲を超える言動により、他の労働者に精神的・身体的な苦痛を与えたり、就業環境を害するようなことをしてはならない。」（第12条）とし、また、「セクシュアルハラスメントの禁止」として「性的言動により、他の労働者に不利益や不快感を与えたり、就業環境を害するようなことをしてはならない。」（第13条）とする規定等を設けています。これらは職場関係者によるハラスメントを禁止したものであって、訪問看護の利用者またはその家族によるハラスメントを禁止したものではありません。職場関係者による場合とは発生の場面およびその状況も、また、利用者側への指揮命令権がない等の法的な状況も異なりますが、安全配慮義務の観点からも、訪問看護事業者としては、利用者側からの暴力またはハラスメントについてその実態に即した対策を講じる必要があります。

2 事業者の訪問看護提供義務

　労働者に対する安全配慮義務を負う一方で、訪問看護事業者は、利用者との間の訪問看護契約に基づいて、利用者に対して適切な訪問看護を提供する義務を負っています。しかも、この契約は、利用者がその生命の保持（医療法第1条の2参照）を託すものであって、契約当事者が契約の定めによって互いにそのリスクを配分または転嫁する類の、取引的な契約とは性質をまったく異にします。この訪問看護契約の性質を看過して、契約に定めれば、契約の解除等の不利益を負担させることができると単純に考えることはできません。

　また、介護保険法または健康保険法等に基づく運営基準は、訪問看護事業者は、正当な理由なく指定訪問看護の提供を拒んではならない旨を定めています（＊指定居宅サービス等の事業の人員、設備及び運営に関する基準〔平成11年厚生省令第37号〕第74条・第9条、＊＊指定訪問看護の事業の人員及び運営に関する基準〔平成12年厚生省令第80号〕第7条等）。この運営基準は、訪問看護契約の契約内容となるため、事業者は、保険者に対してだけでなく、利用者に対しても、正当な理由なく訪問看護の提供を拒んではならない義務を負います。そして、訪問看護の申し込み段階だけではなく、その終了または中止の局面にも適用のある義務と解されます。訪問看護契約は、一般的な契約とは異なって、その終了または中止についての制度的な制約もあるのです。

　実際にも、訪問看護の利用者の中には疾患を抱えており、その置かれた環境等と相まって暴力または暴言等の言動をとる場合があります。利用者の家族も、自身が高齢であったり、病気または障がいを抱えたりしながら重い介護負担を担っている中で、一見理不尽な言動に及ぶことがあり得ます。訪問看護契約の解釈にあたっては、このような点を十分考慮する必要があり、機械的な適用はできません。

3 看護師等の対応とその社会的責務

　訪問看護を行う個々の看護師等としても、暴力またはハラスメントを見逃したり、1人で受忍したりすることなく、速やかに事業者に相談または報告することが必要です。しかし、同時に、その社会的責務にも留意することが必要です。

　「看護師等の人材確保の促進に関する法律」は、国民に対して、「看護の重要性に対する関心と理解を深め、看護に従事する者への感謝の念を持つよう心がける」ことを求めています（第7条）。これは異例の、しかし倫理的な規定ですが、看護師等が医師とともに、患者の生命の保持を託される重要な役割を担っていながら、その意義が国民に十分に理解されていないという認識に基づくものと思われます。訪問看護についても、利用者およびその家族の理解が欠かせませんが、他面では、看護師等には、訪問看護の内容等を理解しやすいように利用者側に説明するとともに、その役割を遂行すべき社会的責務があります。

　医師法は、正当な理由がなければ診療を拒んではならないとし（第19条第1項）、この応招義務の違反については、「医師としての品位を損するような行為のあったとき」（第7条第2項）に該当し、義務違反を反復するような場合は、行政処分の対象となり得るという厚生省の解釈通知があります（昭和30年8月12日医収第755号）。

　保健師助産師看護師法には応招義務の定めがありませんから、同列には論じられないとしても、「品位を損するような行為のあったとき」は、行政処分の対象となり得る旨の規定はあり（第14条第1項および第2項）、看護師等の社会的責務に相応する国民の信頼を失墜させ、看護師等としての品位に欠け、職業倫理に反するような行為である場合については、行政処分を行う旨の考えかたも示されています（医道審議会保健師助産師看護師分科会看護倫理部会「保健師助産師看護師に対する行政処分の考え方」平成28年12月改正）。暴力またはハラスメントへの対応にあたっては利用者またはその家族と対立的な関係になりやすい分、逆に、その心身の状況を踏まえて対応するなどの、看護師等としての社会的責務を見失わないように留意することが必要です。

4 「義務の衝突」への対応
── 特に契約の解除について

　訪問看護事業者としては、労働者に対する安全配慮義務と利用者に対する訪問看護の提供義務が衝突し、一方の義務のために、他方の義務を犠牲にすることのないように、いわば「義務の衝突」ともいうべき状況を回避、緩和または解消する対応措置（事業者による訪問担当者の決定および変更、複数担当者の交互訪問、管理者等の随時の同行訪問、加算対象の複数名訪問、他事業所等との連携協力体制、以上の諸点を含めた訪問看護の内容等の事前説明と同意の取得、早期発見のための職員教育・相談報告体制および発見時の組織的な対応体制等）を事前に講じておく必要があります。しかし、事前の対応措置にもかかわらず、決定的な「義務の衝突」が生じ、労働者に対する安全配慮義務の観点から、契約を解除せざるを得ないこともないとはいえません。

　運営基準は、「正当な理由」なく訪問看護の提供を拒んではならない旨を定めていることから、その反対解釈によって、事業者は「正当な理由」があれば契約を解除できるものと解されます。そして、このことを明確にするため、重要事項説明書または契約書にあらかじめこの旨（解除権）を記載しておくことはできます。しかし、例えば「暴力」または「ハラスメント」を「正当な理由」の例として契約に定めたとしても、「正当な理由」に該当する暴力またはハラスメントか否かは、個別の具体的な状況（当該言動の原因・主体・内容・程度、再発の可能性の有無・程度、解除を回避する措置の有無および利用者側の不利益の程度等）によります。「暴力」または「ハラスメント」を契約で定めれば解除でき、逆に、定めなければ解除できないわけではありません。特に、訪問看護における「ハラスメント」は職場関係者によるそれと比較しても、現時点では、一般的に認められた明確で確立した概念とは言い難いため、言葉の使用による相互不信または対立を招くことがないように、その使用にあたっては十分な説明と配慮が必要です。「暴力」についても、職場関係者による場合とは異なり、疾患の症状であって、むしろ看護としての対応が求められる場合があることに留意が必要です。

また、運営基準は、適切な訪問看護の提供が困難な場合は、他の事業者等の紹介その他の必要な措置を速やかに講じなければならないと定めており（前記〔p187〕平成11年の基準＊第63条、平成12年の基準＊＊第7条等）、これは契約の終了または中止の局面においても適用があると解されますから、「正当な理由」がある場合であっても、「紹介その他の必要な措置」を講ずる必要があります。換言すれば、契約の解除と「紹介その他の必要な措置」は表裏一体であって、当該措置をせずに契約を解除することは基本的にできません。特に、利用者の疾患に由来する言動または家族の言動を理由とする場合は、十分な措置が不可欠です。このため、「正当な理由」があると考えられる場合であっても、解除権という法的手段に訴えて事業者から一方的に解除をするのではなく、利用者側と「紹介その他の必要な措置」を含めて協議を行い、再発防止策を講じつつ他の事業者による訪問看護の提供を確保した上で、両者の合意によって契約を解除することが基本的には望ましい適切な対応です。

　労働者への安全配慮が特に求められる「暴力」のような場合には、保険者等の関係機関に相談する等をして対応を検討しながら、その間、契約は継続したままで訪問を一時中止できるかが問題となり得ます。「正当な理由」による訪問の一時中止か否かは、個別の具体的な状況によりますが、まずは、「暴力」を受けた看護師等以外の者による、暫定的な複数名訪問または加算対象の複数名訪問等の訪問の一時中止を回避する措置を検討する必要があります。

5　労災の申請

　訪問看護の提供の際の利用者またはその家族による暴力またはハラスメントによって労働者が負傷したり、うつ病に罹患したりしたような場合も、業務災害（労働者災害補償保険法第7条第1項第1号）にあたる可能性がありますから、事業者としては必要な助力をしなければなりません（同法施行規則第23条）。

第4章 暴力・ハラスメントを防止するための現場の取り組み

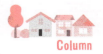

在宅医療における暴力・ハラスメントへの医師としての関わり

医療法人社団 清水メディカルクリニック 副院長　清水政克

　当院は、外来診療および在宅医療を地域に提供しているミックス型クリニックです。法人内に訪問看護事業所はなく、法人外の各種事業所（訪問看護事業所・居宅介護支援事業所など）と連携して在宅医療を行っています。在宅医療の訪問先としては、利用者宅だけではなく介護施設などにも訪問しています。当院が訪問しているところは、利用者宅も施設もすべてひっくるめて在宅ケアの現場ですが、残念ながらそのような場であっても看護師や介護員の暴力・ハラスメントの問題とは決して無縁ではいられないのが現実です。

　在宅医療の主役は訪問看護師です。当院と連携している訪問看護事業所の訪問看護師を、暴力・ハラスメントから直接守ることはなかなか難しいのですが、そのようなリスクが高いと考えられるケースでは、事前に事業所間で密に情報を共有するように心掛けています。実際に、訪問看護師と情報をやりとりするのは主に当院の看護師、MSW（医療ソーシャルワーカー）ですが、できるだけ顔の見える連携を意識しながら、こまめに電話やFAXでケアマネジャーなども含めた情報共有を行うようにしてもらっています。入院中の患者であれば、退院後に在宅医療が開始される前に各事業所と情報を共有し、場合によっては当院が初回の訪問診療を行う際に、訪問看護師に利用者宅で同席してもらう形をとるように、事前に調整を行うこともあります。このように、できるだけ暴力・ハラスメントが起こる前に対策を立てて予防することが重要と考えています。

　しばしば当院の看護師や管理栄養士のみが、訪問看護や居宅療養管理指導のために利用者宅に行くことがありますが、状況に応じて複数の看護師あるいはMSWの同行など、複数名で訪問することもできるような体制をとっています。また、訪問看護事業所から依頼があった場合には、訪問看護師と、当院の看護師が同行訪問するケースもあります。いずれの場合も、複数名で訪問することに関する診療報酬上のコストは算定していませんが、スタッフの安全確保のためにはやむを得ないと考えています。

　不幸にも、訪問看護師や訪問介護員が実際に暴力・ハラスメントの被害に遭ってしまった場合には、まず、当院に正確に連絡してもらうようにしています。そのためにはやはり、事業所間で相談しやすい連携の雰囲気づくりが大切なのではないかと感じています。被害を受けた報告があった場合には、当院が訪問診療する際に、まず利用者・家族に事実関係を確認します。事実であることがわかれば、当院としても非常に遺憾であることを利用者・家族に表明し、訪問看護師や訪問介護員が身の危険や不安・不快を感じている以上、当院としても看過することはできず、場合によっては訪問診療も中止して外来診療に戻すこともあり得る、と説明しています。実際に、訪問看護師へのハラスメントが理由で、訪問看護がやむなく撤退したため、当院も訪問診療を中止して外来通

院に切り替えたケースがありました。

　介護施設でも、入居者やその家族から、施設看護師・施設介護職員に対する暴力・ハラスメントの問題はあります。通所系施設以外では入居者はその施設に居住していることが多いため、入居者の家族から、過剰・過大な要求などに基づく暴力・ハラスメントがあっても、安易に入居者を退所させる対応はとりづらいところがあります。入居者の家族からの施設介護職員に対する暴力・ハラスメントが生じる潜在的な背景を探索していくと、「実は家で入居者の介護をしてあげたかったが、現実的に困難なため消極的に施設に預けざるを得なかった」という、家族の罪悪感がその根本にあることを多く経験します。また、「お金を払って施設に預けているのだから入居者に最大限のサービスを享受させたい」という資本主義的発想も、その背後にあるのかもしれません。暴力・ハラスメントによって施設看護師・施設介護職員が離職してしまい、他の入居者のサービス提供に支障が生じるような事態を避けるためにも、その裏にある本当の問題に焦点をあてて対応することが求められます。

　在宅ケアにおける暴力・ハラスメントの問題は、在宅医療に従事する医師にとっても大きな課題です。特に最近は女性医師が増加していることに伴い、在宅医療に従事する女性医師が増えてきています。男性医師と同様に、女性医師も夜間のオンコールや往診の対応をする必要があり、場合によっては女性医師1人で夜間に往診や死亡確認に利用者宅へ訪問しなければならないこともあります。当院ではリスクマネジメントとして、女性医師が夜間に往診等に出務する際には、できるだけ当院の看護師が同行するようにしています。しかし、在宅医療という極めて密室性の高い医療を、今後わが国で強く推進していくのであれば、女性医師が夜間に往診する際の安全を保証するような、制度的なシステム構築が求められるのではないでしょうか。

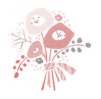

第 5 章

利用可能な資源の紹介

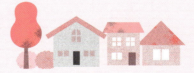

1 連携が必要な機関と相談窓口

1. 保険者その他連携が必要な機関

　訪問看護事業者としては、訪問看護の提供にあたっては、保険者、主治医、居宅介護支援事業者、その他介護・保健医療・福祉サービスの提供者と連携する必要があり、暴力・ハラスメントへの対応の際も同様です。

2. 地域包括支援センター

　高齢者に係る総合相談支援業務等のほか、包括的・継続的ケアマネジメント支援業務の内容として、地域ケア会議（介護保険法第115条の48）等を通じて、介護支援専門員が抱える支援困難事例等への指導・助言を行います。

3. 日本司法支援センター

　国が設立した公的な法人であり、通称は「法テラス」です。弁護士会等の相談窓口の案内のほか、経済的に余裕のない人を対象とした無料の法律相談および弁護士費用の立て替え、犯罪被害者支援業務等を実施しています。
　▶ https://www.houterasu.or.jp/

4. 弁護士会の法律相談センター

　日本弁護士連合会のホームページから全国の弁護士会の法律相談センターの所在地等を調べます。訪問看護等の業種別の相談窓口は通常設けられていないため、法律相談センターに問い合わせた上で、相談内容に最も適した窓口の紹介を受けて相談します。
　▶ https://www.nichibenren.or.jp/

5. 労働基準監督署、都道府県労働局

　業務災害等の労働問題について相談ができます。

6. 一般社団法人全国訪問看護事業協会

　同協会の会員向けのサービスですが、請求関係などについての実務相談を実施しています。　▶ https://www.zenhokan.or.jp/

7. 損害保険会社

　暴力・ハラスメント等を受けた場合の相談に応じたり、弁護士費用を保険

金として支払ったりする保険商品を提供しているところもあります。

8. クレーム対応サポート補償によるクレーム相談窓口

訪問看護事業者が第三者から過度のクレーム行為を受けた場合に、そのクレームへ対応するために負担する弁護士費用の補償およびクレーム行為に関する相談窓口として、弁護士・専任コンサル担当等による対応方法等のアドバイスを受けることができます。

訪問看護事業共済会（総合補償制度取扱代理店）

▶ https://www.hokan-kyosai.org/

9. 警察

1）各都道府県警察の被害相談窓口

突然の出来事に戸惑い、どのようにしたらよいかわからない不安や、心に深い傷を負い、誰にも話せず悩む状況があるケースも起こり得ます。そのような人を支援するため、各都道府県警察では、被害相談窓口を設け、被害に遭われた方からのさまざまな相談に応じています。

警察庁ウェブサイト．各都道府県警察の被害相談窓口．

▶ https://www.npa.go.jp/higaisya/ichiran/index.html

被害に遭った本人からだけでなく、ご家族や友人の方からの相談も受け付けています。

また、警察だけでは対応できないことについては、専門の機関等を紹介しますので、相談先がわからない場合にも、警察の相談窓口をご利用いただけます。

2）性犯罪被害相談電話（全国統一）「#8103（ハートさん）」

性犯罪の被害に遭われた方が相談しやすい環境を整備するため、各都道府県警察の性犯罪被害相談電話窓口につながる全国共通の短縮ダイヤル番号（#8103）を導入したものです。ダイヤルすると、発信された地域を管轄する各都道府県警察の性犯罪被害相談電話窓口につながります。

2 研修会や地域の取り組み

1. 訪問看護における、ハラスメント・暴力に関する研修会の紹介

　研修会の開催を企画あるいは参加できる研修会を探す際の参考に、近年開催された研修会をご紹介します。

　各都道府県（市区町村）の看護協会や訪問看護ステーション連絡協議会では、関連した研修会を開催する場合や、管理者研修の一部として取り上げて開催する場合があるため、確認してみるとよいでしょう。

1）一般社団法人 全国訪問看護事業協会

研修会名	訪問看護師のためのハラスメント・暴力の予防と対応（平成30年度）
対象者	訪問看護事業所の管理者および管理者に準ずる看護師または保健師
内容	1.「暴力・ハラスメントから訪問看護師を守るために知っておいてほしいこと」 　　関西医科大学看護学部　教授　三木明子氏 2.「暴力・ハラスメントへの法的対応」 　　髙村浩法律事務所　髙村 浩 氏 3.「事業所での取り組み①　暴力・ハラスメントを防止する取り組み〜兵庫県および自施設において〜 　　西宮市社会福祉事業団訪問看護課課長　山﨑和代氏 4.「事業所での取り組み②　主に精神疾患の利用者を訪問しているステーション」 　　訪問看護ステーション元　管理者　田嶋佐知子氏 5. グループディスカッション「重要事項説明書およびマニュアルの内容検討」 6. ロールプレイ「暴力のKYT演習」 　　司会：関西医科大学看護学部　教授　三木明子氏

2）公益社団法人 秋田県看護協会

研修会名	訪問看護管理者研修（平成30年度）
対象者	1）訪問看護師養成講習会修了者、2）訪問看護ステーション、および病院等医療機関の訪問看護部門の管理者、3）訪問看護管理に関心があり、管理的業務に従事することを期待されている者、4）原則として全日程の受講が可能であること
内容	「訪問看護師が経験する『暴力』とその理解」（公開講座）　講師　三木明子氏 （「在宅ケアにおけるリスクマネジメント（公開講座）」、「看護制度・政策」を別日に実施。

第5章 利用可能な資源の紹介

3）公益社団法人 静岡県看護協会

研修会名	協会立4訪問看護ステーション研修会（平成30年度）
対象者	静岡県看護協会立ステーション職員（訪問看護師、事務職、ケアマネジャー等）、ほか、静岡県看護協会立ステーションの職員以外の聴講生も受講可能。
内容	訪問看護師が、利用者・家族から受ける暴力・ハラスメントの実態を知り、ハラスメントが発生した際の対応と事後の対応・記録などについて学ぶ。 関西医科大学看護学部　教授　三木明子氏

4）公益社団法人 兵庫県看護協会

研修会名	兵庫県委託事業 訪問看護師・訪問介護員安全確保・離職防止対策事業 訪問看護師・訪問介護員への利用者家族からの暴力等対策研修（平成29年度）
対象者	県内訪問看護ステーション管理者・スタッフ 県内訪問介護事業所・関連事業所等の管理者・スタッフ
内容	・「訪問看護師・訪問介護員安全確保・離職防止対策事業について」 　兵庫県介護保険課　課長　岡田英樹氏 ・「訪問看護師が利用者・家族から受ける暴力とその発生要因」研究と課題 　西宮市社会福祉事業団訪問看護課　課長　山崎和代氏 「暴力への対応について～法的な立場から～」 　福田法律事務所　弁護士　福田大祐氏 ・マニュアル説明「暴力の理解と暴力防止対策・発生時応」 　兵庫県看護協会　専務理事　小田美紀子氏

研修会名	兵庫県委託事業訪問看護師・訪問介護員安全確保・離職防止対策事業 訪問看護師・訪問介護員への利用者家族からの暴力等対策研修（平成30年度）
対象者	・県内訪問看護ステーション管理者・スタッフ ・県内訪問介護事業所・関連事業所等の管理者・スタッフ
内容	・情報提供「訪問看護師・訪問介護員安全他確保・離職防止対策事業について」 　兵庫県高齢政策課　課長　津曲共和氏 ・講義「訪問看護師・訪問介護員が利用者・家族から受ける暴力等対策マニュアルについて」 　関西医科大学看護学部　教授　三木明子氏 ・シンポジウム「訪問活動における利用者・家族からの暴力等にどう対応しますか？」 　実践報告1. 訪問看護事業所　2. 訪問介護事業所　3. 居宅介護事業所 　オブザーバー　三木明子氏　　福田法律事務所　弁護士　福田大祐氏

5）公益社団法人 滋賀県看護協会

研修会名	訪問看護管理者研修会　訪問看護ステーションの医療安全について考える テーマ「訪問看護師が被る利用者・家族からの暴力・ハラスメント防止に向けて」（平成30年度）
対象者	訪問看護ステーション管理者および訪問看護に従事する職員等
内容	訪問看護師が被る利用者・家族からの暴力・ハラスメント防止に向けて 関西医科大学看護学部　教授　三木明子氏

6）公益社団法人 長崎県看護協会

研修会名	長崎県地域医療介護総合確保基金事業 訪問看護ステーション管理者等研修交流会（平成29年度）
対象者	訪問看護ステーション管理者
内容	リスク管理～スタッフの受けた暴力行為をとおして～ 北須磨訪問看護ステーション（神戸市）　管理者　藤田愛氏

7) 一般社団法人 静岡県訪問看護ステーション協議会

研修会名	訪問看護ステーション看護師研修（平成30年度）
対象者	県内の訪問看護ステーションの管理者及びそれに準ずる者
内容	「ハラスメントや暴力への対応」 在宅ケアを受ける患者・家族からの暴力・ハラスメント防止方策、執拗なクレームや暴力への対応 関西医科大学看護学部　教授　三木明子氏

8) 一般社団法人 大阪府訪問看護ステーション協会（北河内ブロック）

地区単位で地域の教育ステーションにより開かれた研修会。

研修会名	教育ステーション研修（平成30年度）
対象者	管理者、訪問看護師、セラピスト
内容	訪問看護における暴力・ハラスメントについて～気付いていますか？　被害を受けた看護師を支援するために～ 関西医科大学看護学部　教授　三木明子氏

2. 地域の取り組み

1) 兵庫県委託事業　訪問看護師・訪問介護員が受ける暴力等対策事業

①電話相談窓口～訪問看護師、訪問介護員への暴力等お困り相談ひょうご～

概要	兵庫県看護協会では、兵庫県の委託を受けて、訪問看護師・訪問介護員が利用者やその家族から受ける暴力等への対策の一環として、被害を受けた本人等や、事業所の管理者が対応に迷ったり、専門の対応等を探している時に相談することができる、電話相談窓口を開設した。訪問看護師・訪問介護員の暴力等の悩みを聴き、事業所の対応を支援し、専門的な対応が必要な場合は、専門相談窓口を紹介することで、少しでも早くトラブルが解決できるように支援する。
対象	○訪問看護事業所・訪問介護事業所に勤務する訪問看護師・訪問介護員 ○事業所の管理者 ○その他訪問業務にかかわる職員等 ※兵庫県内に限る
相談内容	○利用者本人やご家族などから受ける暴力等の発生時（後）の対応方法について ○専門相談窓口の紹介 ○暴力等防止の教育研修について 　（内容は守秘義務により守られます）
専門相談	法的相談、制度の相談、メンタル相談など

②訪問看護師・訪問介護員が受ける暴力等対策マニュアル

概要	訪問で受ける暴力等に対する認識を共有し、事業所のマニュアル作成や研修等で活用されるために作成した。

第6章

一般社団法人　全国訪問看護事業協会

訪問看護師が利用者・家族から受ける暴力に関する調査研究事業

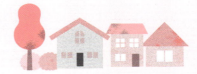

1 訪問看護師が利用者・家族から受ける暴力の実態調査の結果の概要

訪問看護師調査

調査時期：2018年2月1日～3月1日
配布数：全国訪問看護事業協会加盟事業所の看護師 11,160部
回収数：3,325部（回収率：29.8%）、有効回答者数：3,245名（有効回答率：29.1%）

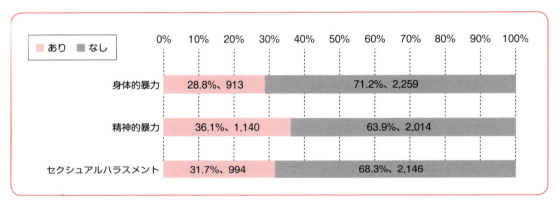

図1 過去1年間における利用者・家族からの暴力等の経験率（N = 3,140-3,172）

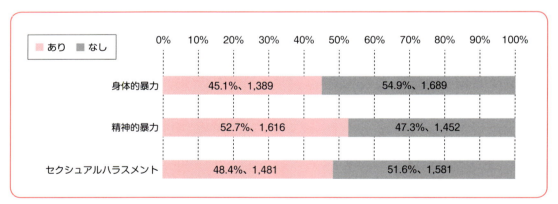

図2 全業務期間における利用者・家族からの暴力等の経験率（N = 3,062-3,078）

　　訪問看護師の過去1年の利用者・家族からの暴力等の経験率は、28.8%～31.7%であり、全業務期間では、45.1%～52.7%でした。全業務期間の経験率は、林らの兵庫県の訪問看護師のデータと同様の結果でした。精神的暴力の経験率が最も高い点は、病院職員と同様の結果でした。

第6章 訪問看護師が利用者・家族から受ける暴力に関する調査研究事業

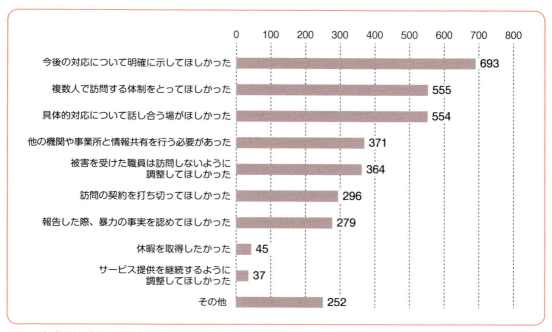

図3 事業所に希望する対応（複数回答）（N = 1,605）

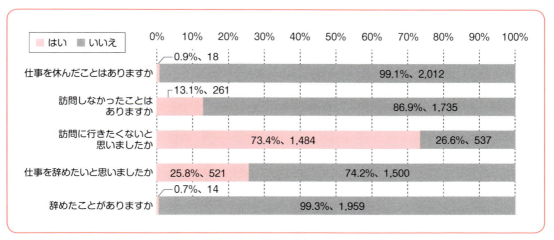

図4 利用者・家族からの暴力等を受けた後の影響（N = 1,973-2,030）

　　事業所に希望する対応で、「今後の対応を明確にしてほしい」「具体的対応を話し合う場がほしい」等が上位にあがっていたことから、訪問看護師は暴力等の具体的対応がわからないため、トレーニングを行う必要があると考えます。暴力等を受けると、訪問に行きたくないと思った者は 73.4% と高く、仕事を辞めたいと思った者も 25.8% でした。訪問看護のケアの質を維持し、訪問看護師の離職防止のために、暴力等の防止対策の実施が重要です。

管理者調査

調査時期：2018年2月1日～3月1日
配布部数：全国訪問看護事業協会加盟事業所 5,580部
回収部数：2,024部（回収率：36.3%）、有効回答者数：1,979名（有効回答率：35.5%）

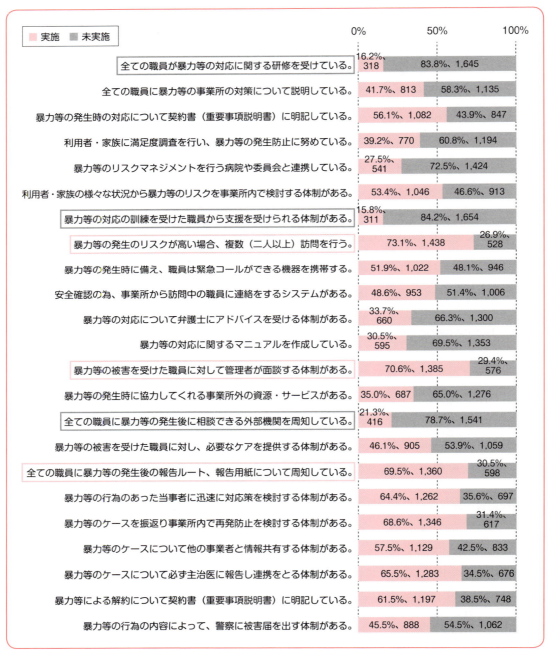

図5 事業所における暴力等の対策や体制の整備状況（N＝1,929-1,968）

最も実施率が高かったのは暴力等のリスクが高い場合の2人訪問（73.1％）で、小規模事業所としては、暴力等の対策および体制の整備状況は良好でした。

次に、実施率が高かったのは、被害職員に管理者が面談する体制（70.6％）、全職員に報告ルート、報告用紙を周知（69.5％）でした。

一方、暴力等の対応の訓練を受けた職員からの支援体制（15.8％）、全職員が暴力等の対応に関する研修の受講（16.2％）、全職員に外部の相談機関を周知（21.3％）が実施率が低いという結果でした。

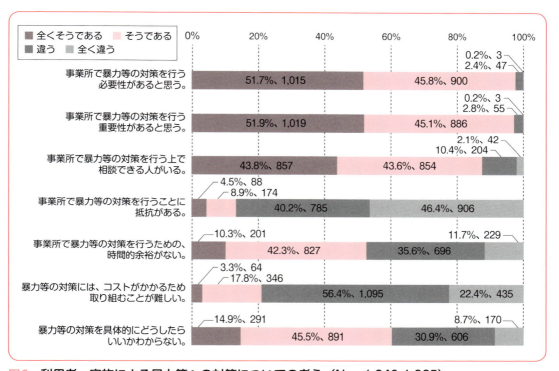

図6 利用者・家族による暴力等への対策についての考え（N＝1,940-1,965）

事業所で利用者・家族による暴力等への対策が「必要（全くそうである、そうである）」と97％の管理者が回答しました。一方で、具体的にどうしたらよいかわからないと6割が回答しました。このことから、管理者のために、暴力等の具体的対応に関する教育研修の実施が必要と考えます。

調査実施者：一般社団法人全国訪問看護事業協会
結果報告作成者：三木明子（筑波大学医学医療系）
　　　　　　　　吉田麻美（元筑波大学大学院人間総合科学研究科）
研究補助者：小野郁美、鈴木理恵、堀明日香（筑波大学大学院人間総合科学研究科）、
　　　　　　森由紀子（筑波大学医学群看護学類）　　　　（所属先は2018年3月時点）

2 訪問看護師が利用者・家族から受ける暴力の実態調査の結果の概要 – 自由記述の分析

三木明子・的場 圭（関西医科大学）

訪問看護師調査

　自由記述への回答数は 447 件、有効回答数は 324 件でした。分類の結果、9 つの暴力対応の難しさを抽出しました（表1）。

表1　訪問看護師の利用者・家族からの暴力等への対応の難しさ

① 疾患に起因する暴力への対応の限界	(53)
② 精神的暴力の負担の大きさ	(51)
③ 職員を守る組織体制の不備	(49)
④ 利用者・家族の利益を優先をさせる看護師の姿勢	(39)
⑤ 未熟な暴力防止スキル	(38)
⑥ 暴力による契約解除の曖昧さ	(38)
⑦ 暴力の事実を証明できない 1 人訪問の体制	(34)
⑧ 暴力とケアのジレンマ	(20)
⑨ 地域連携の乏しさ	(19)

＊（　）内は、回答数

① 疾患（認知症や精神疾患など）に起因する暴力への対応の限界

　「利用者自身が理解できない場合、改善は難しいように感じる。毎回の訪問では穏やかなことが多く、対応に困ってしまった」

　「症状からくる暴力や暴言の場合、なかなか話し合いをしてもうまくいかないことも多い」

② 精神的暴力の負担の大きさ（身体的暴力以上に対応が難しく負担が大きい）

　「言葉をうまく伝えることができなかった私にも責任があると思っています。身体的ダメージはないのですが、心ない暴言に本当に心が折れてしまいました。ひたすら謝り続けることしかできず、困りました」

　「自分の気持ちの持ちようだと思うが、やはり暴力には傷つく」

③ 職員を守る組織体制の不備（職員の安全に対する周囲の無理解）

　「暴言で傷ついて話すと気にしすぎた過剰反応だと言われ、相談にならな

い。実際に見たわけでもないし、何もいえないと言われたこともあり、不愉快。だから報告したくない」

「病院とは違い、小さな施設やステーションでは職員の精神面の安全が守られていない」

④ 利用者・家族の利益を優先させる看護師の姿勢

「看護の必要性が高い人である場合、契約を打ち切った後も気になる（利用者、家族のこと）」

⑤ 未熟な暴力防止スキル

「暴力が初めてで対応をどのようにしたらよいかわからなかった。暴力時の恐怖心があり、うまく対応できなかった」

⑥ 暴力による契約解除の曖昧さ

「具体的にどの程度の暴力（あるいはセクハラ）が契約を切る等の応対にあたるかボーダーラインが知りたい」

⑦ 暴力の事実を証明できない1人訪問の体制

「第三者がいないときの場合、利用者が否定すれば家族もそれを信じ、看護師が悪く思われることがある」

⑧ 暴力とケアのジレンマ（暴力を受けつつもケアを続けなければならない）

「訪問看護師としてケアをしなければという使命感、しかし自分を守らなければと思う気持ち」

⑨ 地域連携の乏しさ

「ケアマネジャーや市役所に相談しても自分達で解決するよう言われる」

「現場の一人が対応ではなく、行政を含めた多職種での対応が必要」

　訪問看護師の回答では、組織としての安全管理体制が不十分な状況での暴力対応の難しさ、1人訪問で暴力に対応する限界を感じながらも、自分自身の技術の未熟さを改善する方法を求めていることが明らかになりました。また、自分が暴力を受けても、暴力を問題化することで利用者やその家族の不利益になる可能性を考え、対応にためらいをみせる訪問看護師の存在も明らかになりました。

　一方で、暴力の報告や相談をしても上司や同僚から自分の対応を責められ、フォローしてもらえずに苦痛を感じている様子を認め、二次被害防止のための教育の必要性が示されました。

> 管理者調査

　自由記述への回答数は431件、有効な回答数は329件でした。分類の結果、9つの暴力対応で困ったことを抽出しました（**表2**）。

表2　管理者の暴力等の対応で困ったこと

① 被害職員の支援の責任と負担	(59)
② 曖昧な暴力の定義と対応判断	(52)
③ 病状の進行に伴う暴力への対応の限界	(46)
④ 暴力防止のための組織作りの困難さ	(39)
⑤ 1人訪問の限界	(36)
⑥ 契約解除のしにくさ	(31)
⑦ 暴力を防ぐための制度利用の困難さ	(31)
⑧ 暴力による職員のメンタルヘルスへの影響	(27)
⑨ 妨げられる必要なケア	(8)

＊（　）内は、回答数

① 被害職員の支援の責任と負担

「まじめな看護師ほど『うつ』になってしまう。気持ちの処理への対応が困る」

「所長がケアと暴力両方のマネジメントを同時にこなして適切な判断をするのが難しい。責任が重く感じる」

② 曖昧な暴力の定義と対応判断

「個人で暴力の受け取り方が異なり、どこから暴力として捉えればよいのかわからない」

「各職員によって「暴力を受けた」と判断する基準がまちまちで、何も言わない職員でも実は暴力を受けているという場合もある」

③ 病状の進行に伴う暴力への対応の限界

「認知症ですと暴力行為の対応は難しいなと思います」

「認知症の方に"暴力をしてもご自身の手が痛いだけで何の解決にもつながらない"と説明させて頂いています。ご本人もそれはわかるがとっさに手が出てしまうとのこと」

④ 暴力防止のための組織作りの困難さ

「職員の教育など一人ひとりの価値観が異なり、難しいところである」

「システムやマニュアル作りの大切さは理解しているのですが、専門家の知識やアドバイスがないと難しいと思います」

⑤ 1人訪問の限界（1人での対応、暴力の正確な状況把握、証明の難しさ）

「1人での訪問のため、あえてセクハラを禁止してほしいと話題に上げることも抵抗があり。無視という対策が多くなっている」

「言動、行動は職員しかわからない。本人を信じるしかないと思うが、詳しいところはわからない場合、どうしたらよいのか」

⑥ 契約解除のしにくさ

「身体的暴力は契約解除につなげやすいが、精神的暴力（特に言葉）は解除が難しく、我慢するしかない例が多い」

⑦ 暴力を防ぐための制度利用の困難さ（制度的な壁に阻まれ実施できない）

「2人訪問としたい場合もあるが、報酬的に無理があり、思うように動けない。制度の見直しから必要と感じることもある」

⑧ 暴力による職員のメンタルヘルスへの影響

「職員が精神的に追い詰められ、訪問する意欲がなくなってしまう」

「職員が恐怖を覚えて、訪問看護から離れてしまう。精神的不調になる」

⑨ 妨げられる必要なケア

「認知症の方でケアに対する拒否のためたたく、つねる、唾を吐くといったことがある。介護者についてもらい対応するが、訪問時間も限られているため、難しい」

　管理者の回答では、管理者1人で被害職員の継続的支援と、他の職員の訪問調整や利用者対応といった同時にマネジメントを行う厳しい状況が明らかとなりました。また、暴力により職員がメンタルヘルスの不調になり、一方で利用者に必要なケアが提供できず、さらに職員を守るために2人訪問や組織作りを目指しても、実際に複数名訪問加算要件の厳しさや連携、相談できる外部機関の乏しさなど、社会制度上の困難さの問題も顕在化しています。以上のことから、小規模事業所の管理者を多方面から支援する体制が必要と考えます。

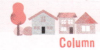

虐待を受ける子どもの暴力・ハラスメントの問題について考える

神戸百年記念病院 心臓リハビリテーションセンター 心理療法士　庵地雄太

　在宅ケア現場における暴力・ハラスメントの根絶を目指すために、心理学的な視点から考えてみたいと思います。

　親から日常的に虐待を受けていた子どもは、虐待から心身を守るために児童相談所を通じて保護・養護施設に入所することがあります。この保護・養護施設に入所した子どもは、施設内で共に過ごす他の子どもや施設職員に対して、暴力やハラスメント行為をすることがあります。これに対して、施設職員は虐待被害からの回復に向けた「前進」ととらえます。

　身体的・心理的虐待を受けた子どもは、家庭内で親から受けた暴言や暴力を他人と接するためのコミュニケーション法として学び、入所施設内において他者と関わりをもとうとする際に、暴言や暴力という方法でコミュニケーションを図ることがあります。また、性的虐待を受けた子どもが、他の子どもや施設職員に性的な言動をとるのも同様です。これらの言動について、施設職員は「虐待を受けた子どもにハラスメントや暴力が見られたということは、その子どもが他の子どもや施設職員と関わりをもちたいと考えており、施設という環境に順応しようとしている表れである」と判断します。おおむね、虐待を受けている子どもは徐々に社会との交流が減り、家庭という隔絶された環境の中で過ごす時間が相対的に増えます。そのため、「親兄弟との関わりかた（暴言や暴力など）≒他者との関わりかた」という限られたコミュニケーション法しか学ぶことができなくなっていきます。保護・養護施設では、虐待を受けた子どもが暴力やハラスメント以外の方法で、他者との円滑なコミュニケーションを図れるように援助していくことが重要となります。

　これは被虐待の子どもについてですが、20歳を超えた成人であっても幅広いコミュニケーション方法を身につけることができず、暴言や暴力によって他者と関わろうとする人も少なくありません。成人の場合、保護・養護施設のような公的なサポートは未成熟なため、司法矯正機関や医療機関などの関係機関の連携はもとより、NPOや民生委員などの地域の力も借りながら問題を考えていく必要があります。また、コミュニケーションである以上、独りでは暴力・ハラスメントは起こり得ず、必ず「相手」が存在するため、相手の要因についてもあわせて検討する必要があります。

　暴力・ハラスメントは決して許されることではなく、在宅ケアの現場から根絶されることを願い、各専門家の有志と共に取り組んでいます。そのためには、時に感情や偏見にとらわれず、暴力・ハラスメントの本質を分析し、対策を検討していくことも必要であると考えています。

監修・編集・著者一覧

● 監修・著

三木明子（関西医科大学看護学部　教授）……………… 第1章1、第3章1〜5、第6章1・2

● 編著

一般社団法人 全国訪問看護事業協会

清崎由美子（一般社団法人 全国訪問看護事業協会　技術参与）
吉原由美子（一般社団法人 全国訪問看護事業協会　業務主任）
栗田あさみ（一般社団法人 全国訪問看護事業協会　事務局）
……………… 第1章2〜4、第2章1〜4、第4章2、第5章1・2

● 著者一覧（五十音順）

阿部智子（訪問看護ステーションけせら　所長）……………… 第2章1・2（1）、第4章1-6
荒木暁子（公益社団法人 日本看護協会　常任理事）……………… 第2章コラム
庵地雄太（神戸百年記念病院 心臓リハビリテーションセンター　心理療法士）……………… 第6章コラム
尾田優美子（社会福祉法人 聖隷福祉事業団 訪問看護ステーション細江　所長、静岡エリア訪問サービス統括所長）……………… 第4章1-2
加藤 希（中央区医師会 訪問看護ステーションあかし　所長）……………… 第2章2（5）・3、第4章1-5
小菅紀子（医療法人財団 健和会　副看護部長・訪問看護ステーション統括所長）……………… 第4章1-1
篠﨑良勝（聖隷クリストファー大学 社会福祉学部　准教授）……………… 第4章コラム
清水政克（医療法人社団 清水メディカルクリニック　副院長）……………… 第4章コラム
高村 浩（高村浩法律事務所　弁護士）……………… 第4章3、第5章1
田嶋佐知子（NPO法人 多摩在宅支援センター円 訪問看護ステーション元　所長）
……………… 第2章2（2,3,4）第4章1-4
長瀬由美（公益社団法人 静岡県看護協会 訪問看護ステーションいわた　所長）……………… 3章コラム
新津ふみ子（ケア・コーディネーション研究所〔特定非営利活動法人メイアイヘルプユー〕代表理事、一般社団法人 全国訪問看護事業協会　監事）……………… 第1章コラム
藤田 愛（医療法人社団慈恵会 北須磨訪問看護・リハビリセンター　所長）……………… 第2章コラム
松浦かず代（社会福祉法人 尼崎市社会福祉協議会 ホームヘルプサービスセンター　管理者）
……………… 第1章コラム
的場 圭（関西医科大学 看護学部　講師）……………… 第6章2
山﨑和代（社会福祉法人 西宮市社会福祉事業団 訪問看護課　課長）……………… 第4章1-3

訪問看護・介護事業所必携！ 暴力・ハラスメントの予防と対応
ースタッフが安心・安全に働くために

2019年3月20日発行　第1版第1刷©
2023年6月10日発行　第1版第2刷

監修・著　三木 明子
編　著　一般社団法人 全国訪問看護事業協会
発行者　長谷川 翔
発行所　株式会社メディカ出版
　　　　〒532-8588
　　　　大阪市淀川区宮原3-4-30
　　　　ニッセイ新大阪ビル16F
　　　　https://www.medica.co.jp/
編集担当　粟本安津子／利根川智恵
装　　幀　クニメディア株式会社
本文イラスト　岡澤香寿美
印刷・製本　日経印刷株式会社

本書の複製権・翻訳権・翻案権・上映権・譲渡権・公衆送信権（送信可能化権を含む）は、（株）メディカ出版が保有します。

ISBN978-4-8404-6866-4　　　　　　　　　　Printed and bound in Japan

当社出版物に関する各種お問い合わせ先（受付時間：平日9：00〜17：00）
●編集内容については、編集局 06-6398-5048
●ご注文・不良品（乱丁・落丁）については、お客様センター 0120-276-115